認知症診断の不都合な真実

磯野 浩
ISONO HIROSHI

幻冬舎MC

はじめに

厚生労働省「平成29年版高齢社会白書」によれば、２０２０年度の認知症の推定患者数は６００万人超、65歳以上の有病率は実に約６人に1人の割合となりました。超高齢社会に突入した日本において、認知症はもはや国民病になりつつあります。

そんななか、ある問題がクローズアップされています。「認知症」という「誤診」です。

昨今、老年期の「もの忘れ」や「判断ミス」「異常な言動」といった症状が、安易に「認知症」とひとくくりに診断されています。この「誤診」の原因となっているのが、認知症を含む老年期の精神疾患に対する知識や能力が不足したかかりつけ医、また、「認知症サポート医」による安易な診断です。

「認知症サポート医」とは、急激に増える認知症患者の受け皿を増やすための国の施策として、新たに設けられた制度です。十分な知識と経験をもたない医師でも、わずかな期間の研修だけで「認知症サポート医」と認定されます。これが、誤診を生み出す安易な診断の温床になっているのです。

認知症は診断が非常に難しい疾患です。認知症と似た症状を発症する病気が、実は少なくないのです。

高齢者はさまざまな疾患を併せもっているケースが多く、それらが関連しあって「もの忘れ」などの認知機能の低下や「妄想」の原因になっています。とりわけ「老人性うつ」や「妄想性障害」「せん妄」などの精神科領域の疾患は認知症と症状がよく似ており、精神科専門医ですら認知症との鑑別が難しいものです。

実際に、私の元に二次診断に訪れる「認知症疑い」の患者の実に半数以上は「認知症」ではなかったという事実があります。

そんな現実を知るよしもなく、誤診をされても、家族や本人は気づかないことがほとんどです。診断を信じ、何年も飲み続けてきた薬が、実はまったく効かないどころか、症状を悪化させてしまうことすらあるのです。

私は20年以上にわたり、老年精神医学の専門医として患者の診療に当たってきました。高齢者医療の日本の草分け的存在である浴風会病院で、認知症診断の礎となった「長谷川式簡易知能評価スケール」の開発者・長谷川和夫先生とも一緒にお仕事をさせていただきました。また大井保健センターへの出向で延べ300件もの居宅訪問を実施し、老年精神医学の専門家として医療や介護の実態調査にも携わってきました。2009年からは埼玉森林病院の院長として高齢者精神疾患の治療に当たっています。老年精神医学に携わってきた長年の知見から、認知症の誤診がなぜ起きるのか、また誤診で不幸な人生を歩まないための「正しい知識」を伝えるべく筆を執りました。

本書では、現在の認知症診断を巡るさまざまな問題点と、本当に信頼できる医師の見つけ方や見極め方、またそのために必要な、認知症を含む老年期の精神疾患について、正しくひもといていきます。

一人でも多くの認知症と向き合う方が、この本によって後悔のない安寧な日々が送れるようになれば、これに勝る喜びはありません。

認知症診断の不都合な真実　目次

［第3章］

認知症と酷似する「せん妄」「老人性うつ」「妄想性障害」
誤診されないために知っておくべき「認知症」の正しい知識

［第1章］

服薬・治療をしているのに
なぜか症状は悪化する——
認知症診断で多発する誤診

高齢者の「ちょっと様子が変」は病気か

「最近、様子がおかしいんです。昔はおしゃべりだったのに、ぼーっとテレビばかり見ていて、話しかけても『ああ？』と生返事するだけで会話にならないことが多くて……」

「年をとってからやたらと心配性になって……。ささいなことが気になるようで、何度、大丈夫と言い聞かせても、少し経つとあれはどうした、ちゃんとできているのか、と同じことを不安そうに聞いてくるんです。どこか悪いのでしょうか」

「几帳面で片付けをきっちりする人だったのに、出しっぱなし、しまい忘れが目につくようになって。注意しても『分かった』とは言うんですが、おっくうになっちゃったみたい」

「保険証が見当たらないって、病院から電話をかけてきたんです。家の中も通り道も探したんですが見つからなくて。『どこかに落としたのでは？』と言ったらそんなはずはないと怒っちゃって、誰かが盗ったんだ、って。『保険証だけそんなことになるわけないでしょ？』と言っても納得せず、しばらくぶつぶつ言っていましたね……」

ああ、うちも……、と頷いている人も多いと思います。高齢者と暮らしていると「最近、ちょっと様子が変」とか「おかしなことを言ってる」と、とまどう場面に出くわすことは、少なからずあるのではと思います。

問題は、このあとです。

こうしたことがあったときに、家族がどうこの出来事をとらえ、どう対応するかによって、まったく違う展開になっていきます。

皆さんだったらどうしますか？　これらの〝おかしな言動をとっている〟高齢者は「病気」だと思いますか？　思いませんか？

病気だと思ったら、「ちょっと病院で診てもらおう」となるでしょうし、思わないとしたら「まあ年だし、こういうものかな。仕方ないか」と静観することになるかもしれません。また、こうしたことが初めてだったら、もうちょっと様子をみて、続くようなら病院へ連れていくという人もいるでしょう。

私は精神医学のなかでも高齢者を対象とした老年精神医学を専門としています。読者の皆さんは、この場合の正解やその理由を知りたいこととは思いますが、残念ながら、長年高齢者の認知症をはじめとした精神疾患の診療に携わってきた私の答えは「病気かもしれないし、そうでないかもしれない」なのです。

なぜなら、ここに書いてあるエピソードだけで病気の有無を判断するのは、専門家であっても困難だからです。専門家だからこそ、断定できない、のほうが近いかもしれません。もっとも、これだけで病気の有無が分かるとしたら、医者に行かずともご家族もきっと判断可能でしょう。

ぼーっとしている、生返事が多い、片付けられなくなった、持ち物をなくす、誰かのせいにする……これらは高齢者に限らず、誰にでも起こり得ることです。

そして、これらが起こったからといって、即、これは病気だ、と決めつけられるような言動でもありません。

なくしたものを人に盗られたと言い張るのは穏やかではありませんが、ミスをしたときに自分は悪くない、と責任転嫁することは、誰にでもあり得ます。病気の人だけにみられる特徴とは決していえないはずです。


高齢者の場合、「老化」が加わるために、なおさら病気かそうでないかの区別はつきにくくなるといえます。

テレビやラジオ、雑誌などで「老化予防に○○」といった特集がよく組まれるなど、「老化」「老い」は日常的によく使われる言葉です。

一方、「老化のせいだと思っていたら実は病気だった」といった話もよくあるものです。

老化と病気は何が違うのでしょうか。そもそも、老化とは何なのでしょうか。

医学的知見から老化を一言で説明するならば、「加齢に伴い生体機能が低下すること」

になります。人は生まれてから時間の経過とともに成長、発達を続け、一般的に20～30歳で成熟期を迎えますが、人によって早い遅いはあるものの、それ以降の加齢変化による生体機能低下はすべて老化といえます。

生体機能には筋力や、呼吸、消化、血液循環、神経伝達、免疫力などがあり、これらは互いに影響を及ぼしあってバランスをとりながら機能していますが、おのおのの機能が低下することでそうした調整能力も落ちていきます。暑いのに暑さを感じず汗もあまりかかない、とか、そんなに寒くないのに強い冷えを訴える、ということが高齢者にはままみられますが、こうしたことも体の調整機能が乱れているために起こると考えられます。

老化そのものは誰でも起こることであり、病気ではありませんが、病気の危険因子（リスクファクター）になることはあります。

例えば、がんは細胞の老化により分裂時にミスコピーが起こり、正常ではない細胞が生まれ、それが増殖することで発症に至ることはよく知られています。ほかにも、血管壁が厚く硬くなる動脈硬化や、骨密度が低下し、いわゆる〝骨がスカスカ〟状態になって起こる骨粗しょう症など、老化を背景としそこに生活習慣や体質などほかの要因も影響して起こる病気は枚挙にいとまがありません。

そして認知症も、老化が主要な危険因子となる病気です。加齢に伴い有病者が増加し、２０１８年に国内で行われた大規模調査（ＡＭＥＤ日本医療研究開発機構　認知症研究開発事業「健康長寿社会の実現を目指した大規模認知症コホート研究」）によると、90歳代では64・２%、実に２人に１人以上ともいわれています。

［図表1］ 高齢になるにしたがって、認知症発症リスクは高まる（年齢別認知症の割合）

一万人コホート年齢階級別の認知症有病率

高齢者の約4人に1人は認知症または軽度認知障害（MCI）
（2012年時点）、約7人に1人は認知症（2018年時点）※

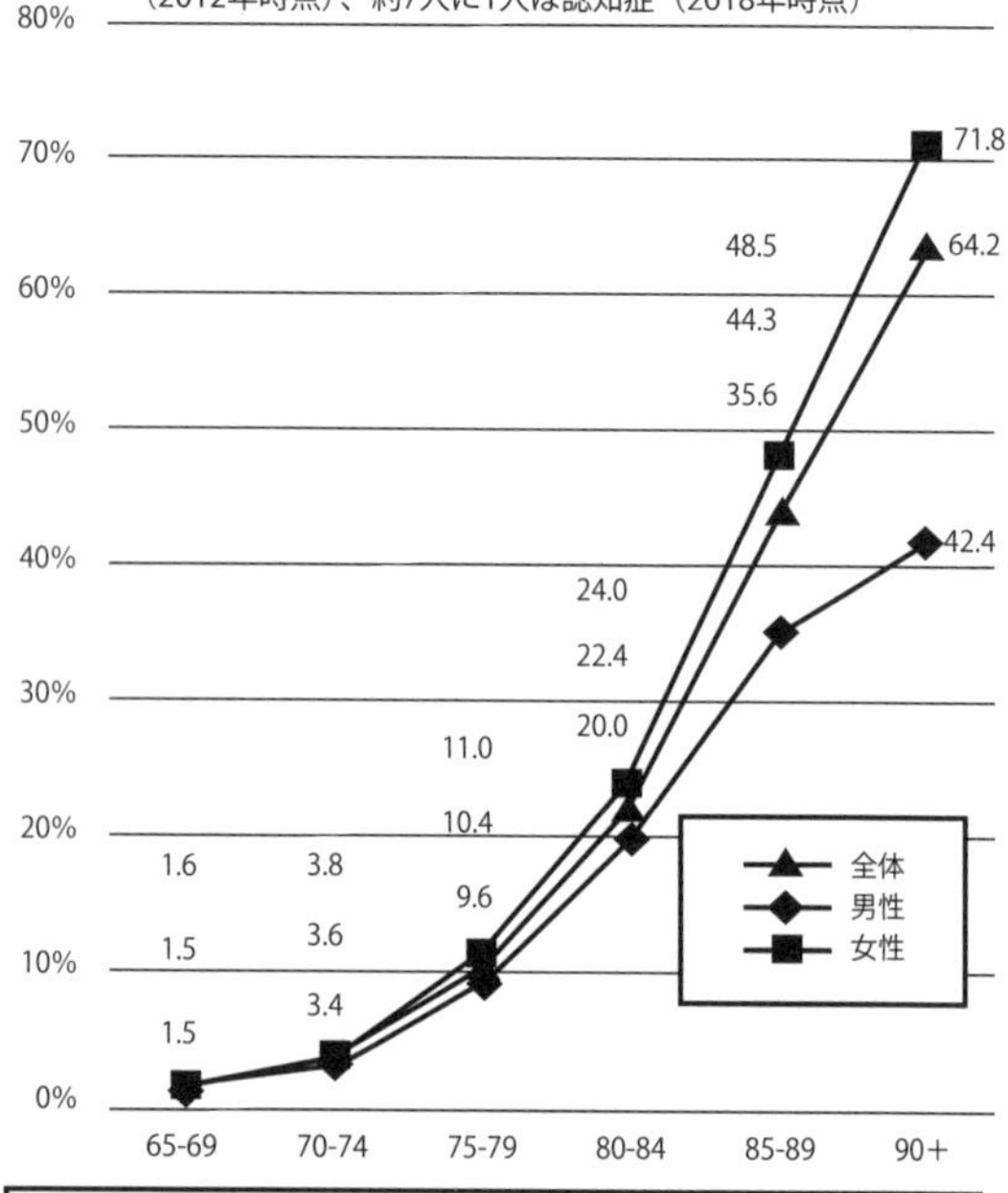

※2012年時点の推計は厚生労働科学研究費補助金　認知症対策総合研究事業「都市部における認知症有病率と認知症の生活機能障害への対応」平成24年度総合研究報告書による。2018年時点の推計はAMED日本医療研究開発機構　認知症研究開発事業「健康長寿社会の実現を目指した大規模認知症コホート研究（研究代表者二宮教授）」において開始時に悉皆調査を行った福岡県久山町、石川県中島町、愛媛県中山町のデータ解析の当初の結果である。

出典：「認知症施策の総合的な推進について」（厚生労働省老健局）

「老化」と「病気」の境界線

高齢者の場合、どこまでが老化で、どうなったら病気といえるのか、正確に判断することは容易ではありません。

精神疾患のなかには「不安障害」と呼ばれるものがあります。これは心配や不安、恐怖の感情が常に、過剰につきまとう状態を指します。そのなかでも不安の対象が決まっている場合は恐怖症と呼ばれます。「高所恐怖症」「閉所恐怖症」などが有名です。

しかし、この中核をなす「不安」は、動物に備わっていなくてはならない本能でもあります。自然界で厳しい生存競争のなかに身をおく野生動物は、近くに天敵がいるかもしれないと危険を察知しなければ生き延びることはできません。人間も、不安の感情があるからこそ、自分の身を危険にさらさずに済むよう、準備や回避などの行動がとれるのです。

しかしそれも度を越すと、「病気」になってしまいます。不安が強過ぎて、日常生活に支障をきたすまでに至ると不安障害と診断されます。

もう一つの例では、気分の浮き沈みが激しい症状が出る精神疾患に「双極性障害」、俗に「躁うつ病」と呼ばれるものがあります。こちらも気分に波があること自体は、誰にでも起こり得るのであり、いちいち病気というのかといえばそうではありません。

でも、もしそのために仕事が続けられなくなったらどうなるでしょうか。掃除や洗濯、料理といった家事ができなくなったら困ります。それまで特に不自由なくこなせていたことができなくなるわけですから、生活が一変してしまいます。

そうなると、病気が疑われます。患者の生活状況を踏まえ、日常の暮らしに支障をきたすかどうかが、精神疾患なのか、そうでないかを見極めるポイントとなります。

このことは認知症にも当てはまります。

誰でも若い頃に比べれば、多少は忘れっぽくなることもあるでしょう。それをいちいち「病気かもしれない」とは普通は思いません。でも、毎日のようにもの忘れがあったり、今までできていたことができなくなったりして、日常生活に支障が出て自分や家族が困ってしまうレベルになったら、病気が疑われるといっていいでしょう。

「だんだん重症化するか、しないか」もポイントです。

ものの置き忘れを例に挙げれば、以前は週1回程度だったのが3日に1回、そして毎日というように、だんだん頻度が高くなるのが、認知症の特徴です。もの忘れの出始めに家族が気づいた場合、ある程度の期間、様子を観察する必要があります。前々からうすうす気になっていたというような場合、家族が過去と比べて悪くなっていると感じるならば、認知症を疑っていいと考えます。

本人よりも、周囲が困っていることが多い

認知症の場合、本人も困っていますが、それよりも家族など周囲が振り回され困惑することが多くみられます。だからこそ、認知症の場合、日常生活に支障が出ているかどうかは、家族目線で判断するほうが早期発見につながりやすいといえます。

特に、認知症初期にみられるもの忘れは、本人はプライドもあり否認したがるものです。「人をぼけ扱いして！」と怒り出すことも珍しくありません。でも、そうしたもの忘れによって、家の鍵や通帳、保険証など大事なものをしょっちゅうなくされたり、スーパーで要らないものを大量に買ってこられたりしては、家族はたまったものではありません。た

とえ本人が認めたがらなくても、家族が後始末に追われるような日常が続くのであれば、病気を疑うべきでしょう。

認知症の多くを占める「アルツハイマー型認知症」は、その時点よりも良くなることはありません。今は「ちょっと困っている程度」だから様子をみよう、で済んでも、月日を経るごとに「毎日困っている」になり、「もっと毎日困っている」になり、元に戻ることはないのです。

しかし、早い段階で適切な診断をし、治療を開始すれば、進行を緩やかにすることができますし、その間に十分なケアの体制を整えることもできます。本人も家族も、時間と心の余裕がもてるのです。

皆さんに高齢のご家族がいて、本書の冒頭での「老化」と「病気」の違いに関心をもっていただけたのであれば、「自分が日常生活に困ったら、病院へ連れていく」ことをぜひ、心に留めておいてください。

「そんなこと、言われなくても分かっている」「当然のことでは？」と思うかもしれません。しかし私の経験では、頭では分かっていても、いざ自分の身内がそうなったときに

「もう年だから」「年のせいだろう」と放置してしまい、かなり進行してようやく初診、というケースが少なくないのです。ごはんを食べさせるのに1時間もかかって、とか、毎晩失禁して後始末が日課になっている、とか、介護にたいへん苦労をしていても受診につながらないケースもあります。

「もともとはできていたことができなくなった」、これ自体は単なる老化でも起こります。しかし、日常生活に支障をきたすようになるまで家族のなかだけで抱え込んでしまうと、治療が手遅れになる場合があります。軽く思わないことが大切です。

居宅訪問の経験から

高齢化や核家族化が進んでいる日本社会で問題になっているのが、独居高齢者の増加です。家にひきこもりがちで地域とのつながりが薄い人も多く、健康状態に変化が生じても、周囲がなかなか気づかないために発見が遅くなりがちです。

先述のとおり、日常生活に支障が出ていることが病気のサインになりますが、同居家族もおらず、周囲から孤立しているとそれも表面上分かりにくいものです。地域の民生委員や近所の住民、新聞配達員や宅配業者が異変に気づき、自治体の役所へ連絡が入って分かることもよくありますが、早期発見ができず、重篤な状態に至ってしまうケースが多いのも実情です。

認知症も例外ではありません。ゴミ屋敷になってしまっている、徘徊している、夜中に騒ぐなどの近所迷惑になってから周囲の知るところとなり、そこで初めて医療機関にかかっても、すでにかなり進行しており、その後の治療やケアが難航することが多々あります。もちろん命あるうちに見つかり、受診につながったこと自体は良いのですが、もっと早期のうちに分かっていれば、本人も周囲も負担軽減になったはずです。

このような問題に対し、国の認知症施策の一つとして「認知症初期集中支援チーム」と呼ばれる組織があります。詳述は後章に譲りますが、地域ごとに医師や保健師、行政など専門家から成るチームが配置され、独居等で受診に至っていない高齢者を居宅訪問するなどし、必要な医療や介護へつなげていく役割を担っています。

しかし１９９０年代にはまだそのような仕組みはなく、認知症も含め、病気が疑われる独居高齢者を医療や介護につなげるには、自治体ごとに工夫し早期発見の取り組みをするしかありませんでした。私は当時、母校・昭和大学の附属病院に勤務しておりましたが、病院のある品川区の大井保健センターと連携し、そうした高齢者の保健事業に関わる機会を得られました。当時の正式名称は「老人精神保健相談」といい、精神科領域の疾患の可能性がある高齢者を必要な医療へつなげる、というのが私の仕事でした。1カ月に1回、地域住民や民生委員、警察などから区に情報の入った高齢者に対して、保健師とともに住まいを訪問し、精神科医の視点から相談に乗り、必要な医療や介護につなげるという仕事です。家族と同居していても医療機関へ行きたがらないというケースもありますので、第三者だけでなく本人や家族からの相談にも応じていました。

医師が直接、住民の住まいを訪問するのは当時全国でも珍しかったのではないかと思います。また高齢での有病率が高いといわれる精神疾患を専門的に診られるということで、品川区からは非常に頼りにされていましたし、私もやりがいをもって取り組んでいました。

この訪問では、ケーキと紅茶を出していただけるようなお宅から、天井近くまで積まれたゴミの山をかき分けながら進むようないわゆるゴミ屋敷まで、本当にいろいろなお宅を訪問し、さまざまな精神疾患を有する高齢者を診察してきました。すべてのケースで歓迎されるわけではありません。玄関先で怒鳴られ追い返されることもありました。

しかし、高齢者がどんな場所で、どのように生活しているのかは、病院の狭い診察室にいるだけでは決して分からないことです。一見、しゃきっとして何も悪いところなどなさそうに見える方が、洗いものや洗濯ものが放置され腐った食品が床に転がっている……といった環境で生活していたり、暴力的で言葉遣いが荒くても、家の中はこざっぱりしていて生活態度にも病的な問題はなかったり、といったようなことも多々あって、「人は見かけだけで判断できない」と思い知りました。これを診療に当てはめれば「5分程度診察室で話をするだけで分かることなど、たかが知れている」ということです。

この経験を通して「実際に生活している場を見て、生活を肌で感じること」がいかに病気を見抜く目を養うのに重要かを知りました。私にとってたいへん貴重な経験となりました。

さて、そんな居宅訪問で、認知症かもしれないという相談を受けることもたくさんありました。

たいていは近隣住民から「あのアパートに住んでいるあの人の様子がおかしい」「ゴミ屋敷になっている」「不潔な身なりで徘徊しているようだ」といった理由で、認知症かもしれないと連絡が入り、訪問するのですが、実際にはご近所にはそう見えても、訪問してみたら認知症ではなかったということもままあります。

例えばこんなことがありました。

「日中、隣家が大音量で音楽をかけている。自分は夜勤で、昼間家にいることが多いのだがうるさくて眠れない」といった苦情が保健センターに入りました。訪問すると、出てきたのは70代の男性で、ガンガンと鳴っている音楽に負けじと、不必要なほど大きな声で話しかけてきます。しかし、会う前には認知症の可能性も頭に入れていたものの、話をしているうちにそれは否定に転じました。

というのも、この方は自分の興味のある分野の話題になると周囲におかまいなく何時間でもしゃべれるような勢いでまくしたてるなど、独特の「コミュニケーション障害」が見られる一方、「今日は何曜日?」「おいくつですか?」といった質問には正確に答え、時間や場所、人が分からなくなる「見当識障害」はいっさいなかったのです。また、金銭管理も問題なくできていることが分かりました。認知症の場合は少し前に言ったことやしたことを忘れるといった短期記憶の欠如が特徴の一つですが、この方にはそれもみられません。

一見奇妙な言動に思えても、この人には認知機能の低下はなかったのです。

結局、認知症ではなく、高齢化した発達障害であろうという結論に落ちつき、治療の必要はなく、定期的に保健師が訪問して経過をみていくことになりました。

この方の場合は、仮に診察室で会ったとしても、一連の会話から同じ結論が導き出せた可能性が高いと思われますが、一方では、生活の様子をみることが見立ての大きな決め手につながった経験もたくさんしてきました。

実際の生活の様子を見ることが、適切な診断をするための貴重な情報源を得るのにどれだけ役に立つかを学びましたし、今日に至るまで、認知症を診断、診療するうえでの私の強みになっていると自負しています。

深刻化する認知症の誤診問題

高齢者医療では高齢者を「入り口」、すなわち受診につなげることが重要な課題ですが、なんとか受診してもらうことができたとして、次に問題となるのが「正しい診断を受けられるか」です。

もちろん、高齢者に限ったことではなく、誰でもどのような病気でも、正しく診断し適切に治療しなければならないことはいうまでもありません。特に高齢者は、「老化」か「病気」かが分かりにくいこと、そして認知症に焦点を当てるならば、他の精神疾患と認知症との区別がつきにくいことから、診断は非常に難易度が高いものになってきます。さらに、認知症にもアルツハイマー型認知症、レビー小体型認知症、血管性認知症、その他といったようにいくつもの種類がありますので、その見極めもできないと、正しい治療には結びつかないのです。

現実問題として、認知症ではない人を認知症と診断したり、アルツハイマー型でない認知症の人をアルツハイマー型と決めつけてしまったりする〝誤診〟の多さが、医者の間でも指摘されています。

少し古いニュースになりますが、2015年にNHKが認知症の診断や治療について専門医約1600人を対象に行ったアンケート調査によると、「ほかの医療機関で認知症と診断された患者を改めて診察した際、実際は認知症でないのに認知症と診断されていたケースがある」と答えたのは全回答者の8割にものぼりました。また認知症でないのに認知症と診断されていた人が、前年の1年間に全国で少なくとも３５００人以上いることも判明し、話題になりました。

また、米国の製薬会社が２０１２年に約１０００人の医師を対象として実施した国際調査でも、医師の半数近くが、アルツハイマー型認知症について「誤診がしばしばある」と回答したとの報告があります。

私が院長を務めている病院は、埼玉県西部の北に位置しており、この医療圏の認知症疾患医療センターは南に偏在しています。そのため、同エリアのかかりつけ医や認知症サポート医からも日々、多くの患者が紹介されてきます。

実は、私が改めて診察したところ、紹介状に書いてある診断名とは違う病気であることが判明したケースが、2割～5割にものぼるのです。

精神科の医療機関からの紹介でも約2割、精神科以外の医療機関からの紹介に至っては約半数ものケースで、診断に疑問符がつくのです。

患者の家族からの訴えもさまざまなパターンがあり、

・うつ病なのに、認知症と言われた
・明らかなアルツハイマー型認知症なのに、前医では問題ないと言われた
・レビー小体型認知症なのに、アルツハイマー型認知症と診断された
・体の病気で認知機能が低下しているのに見逃され、認知症と診断された

など、似た症状を呈する病気が多い分、誤診が疑われる例も多岐にわたります。

そのなかでも、特に目につくのが、高齢者で奇妙な言動をとるといった訴えが家族からあった場合、すべて「認知症」とひとくくりにした安易な診断が行われるケースです。

そうなった場合、どんな事態が待ち受けているかといえば「効きもしない薬をずっと処方され続け、無駄な医療費を払い続けたあげく、治らないばかりか悪化させてしまうこともある」という、悲劇が起こり得るのです。

アルツハイマー型認知症は数年～十数年にわたり徐々に進行していく病気です。早期発見ができたとしても、もし別の病気をアルツハイマー型認知症と誤診されてしまうと、その人は十数年、不要な薬を投与され続けることになりかねないのです。

どんな薬にも副作用は存在しますから、その人は薬のメリットは得られずデメリットばかりを受け続けることになります。これが体に良いわけはありません。

家族も医師から十分に説明を受けておらず知識に乏しいため、言われるがままに効かない薬を続けてしまう実態があります。家族から「おかしい」という声が上がりにくいため、表面化しにくい社会問題になっているのです。

「認知症が進んでいるようなので診てほしい」と、母娘が受診に来ました。母親は車椅子に乗っていました。

母親は長年一人暮らしで、長女が定期的に通い掃除、洗濯などの家事をフォローしていましたが、数年前から誰もいないはずの2階に人が住んでいるなどの訴えが出てきたため、近隣のメンタルクリニックを受診し、認知症と診断を受けたそうです。

しばらく投薬治療を続けてきましたが、症状は悪化する一方で、自宅にいるにもかかわらず「家に帰るんだ」とシルバーカーを押して外を徘徊するようになり、近所の人に連れ戻されました。これ以上単身生活をさせておくわけにもいかない、と近隣の介護施設に急遠、ショートステイで入所したとのことです。その期限が切れたので、このまま再び自宅にというわけにもいかず、私のところに来た、……というのがこれまでの経緯です。

妄想や幻覚、そして徘徊……ここまでの話を聞くと、認知症で起こり得る典型的な症状、エピソードであり、メンタルクリニックの診断どおり、認知症を発症し数年の間に進んでしまったのかな、と皆さんもそんな印象を受けているかもしれません。

ちなみに、メンタルクリニックでは長谷川式検査を行っており、30点満点中15点しかとれておらず、検査上も健常者のカットオフポイントを下回っており認知症が疑われる点数でした。

ところがです。

実は私は、ここまでの長女の話を聞く「前」の段階で、「これは認知症ではなさそうだ」と気づいたのです。

どこで気づいたのか。それは、母親の「外見」です。見た目が、多くを語っていたのです。

診察室に入ってきたとき、私には90代の方に見えたのです。車椅子にもたれぐったりとした様子で入ってきたその姿は、私の目には90代に映りました。毛髪が広範囲に抜け落ちておりまばらにしか生えておらず、病的にむくんでいて、皮膚はがさがさ。

ところがです。電子カルテに目をやると、そこには「70代」の年齢記載が……。

これはおかしいと、私は思いました。

こうした外見の老化には個人差があるといっても、限度があります。つまり、これは単なる「老化」ではなく、病気によるものと判断したのです。

脱毛やむくみが進み、かつ、一般的には認知症と思われがちな、妄想や幻覚、その他異常行動を引き起こす……。

私はすぐに、血液検査をスタッフに指示しました。

「甲状腺機能低下症」の確定診断をするためです。

甲状腺機能低下症とは、のど仏のあたりにある甲状腺という臓器の機能不全で、代謝や成長の調整に重要な働きをする甲状腺ホルモンの分泌が減ってしまう病気です。さまざまな体の不調とともに、認知機能の低下もきたす原因疾患の一つです。

おかしな行動をとったり、わけの分からないことを言ったりすることだけを取り上げれば、アルツハイマー型認知症などにも似ていますが、原因も、病気のメカニズムもまったく別物です。

そして何より喜ばしいことに、甲状腺機能低下症は治療法が確立されており、完治が可能な病気なのです。つまり、適切な治療をすれば認知機能が回復し、以前の生活に戻れるということです。

「認知症は治らない」と思っている人もいるでしょう。しかしそれはアルツハイマー型認知症やレビー小体型認知症といった、脳自体が変性する（質が変わってしまう）ことが原因の認知症を指しています。これらが認知症全体の大多数を占めるため、「治らない」が一般的だと思われるかもしれませんが、なかには「治り得る」認知症もあることを覚えておいてください。

この母親の場合も、治療で目覚ましい回復をとげました。入院し甲状腺ホルモンを補充するなどの治療を行うことで、認知機能が回復し、幻覚や妄想、徘徊もなくなりました。当院での認知症診断簡易スケール検査の結果も、入院前は長谷川式16点、ＭＭＳＥ（ミニメンタルステート式）17点だったところ、治療後は長谷川式20点、ＭＭＳＥ24点と、認知機能にはほとんど問題がないレベルまで点数が上がったのです。

そしてもちろん、甲状腺機能低下症の特徴的な身体症状であるむくみもとれ、毛髪も生えてきて、すっかり元気になり退院されました。

今は一人で生活ができているとのことです。当院に来る前に度重なる徘徊で周囲を心配させた同一人物とはとても思えないほどの回復ぶりです。

長女さんの心情としては、当院に来る前は「この先どうなるんだろう、自分が仕事を辞めてずっと介護しなければならないのか、施設を探そうか」と穏やかではなかったことと思います。それがどうでしょう。正しい診断がついて、それが治療可能な病気であることが分かり、無事治療を受け完治し、今はつきっきりの介護も必要なく、元気で暮らしている……。

長女さんにとってみても、人生が、１８０度違うものになったといって過言ではありません。

同時に、もっと早く気づいていれば、近所迷惑になったり施設にショートステイさせたりすることもなく、早期に回復したはずなのに……という思いもあるでしょう。

何が問題だったのでしょうか。

実は、母親には長年の「かかりつけ医」がいて、定期的に血圧や血糖値、骨密度などの数値をみてもらっていたそうなのです。私のみたところ甲状腺機能低下症は正確には分かりませんがかなり以前から進行していたと思われます。定期的な血液検査の項目に甲状腺ホルモンは含まれていないこともあるのですが、もし様子がおかしいと思ったら付加することは容易で、もちろん内科で調べることができます。内分泌科などの専門診療科へ行かなければ判別し得ない病気ではありません。

そもそも高齢者で「むくみ」があったら、まず「心臓、肝臓、腎臓、甲状腺」のいずれかを疑え、というのは医師の常識です。むくみのある人が今まで一度も甲状腺の検査を受けずにいたということは不思議としかいいようがありません。内科のかかりつけ医がいながら、何をみていたんだろう……それが私の率直な思いです。

さらに釈然としないのは、２階に誰かが住んでいるなどの訴えが出てきてからかかったメンタルクリニックでの対応です。

明らかに認知機能の低下がみられる場合でも、すべてがアルツハイマー型認知症であるとは限りません。まして認知機能を低下させる病気として、甲状腺機能低下症は代表的なものです。精神科医であれば知っていて当たり前ですし、的確に鑑別できてしかるべきです。

もしかしたら内科では異常がなかったと、かかりつけ医か長女さんから申告があって、最初から除外されてしまった可能性はあります。しかしこれほどまでに顕著な身体的症状が出ているのですから、念のため調べることはできたはずです。

一方、一般の方で甲状腺機能低下症のことを知っている人は、自分や周囲の人でかかったことがある人がいるのならともかく、まず少ないでしょう。ですから長女さんが、母親の異変を認知症ではないかと思うのは無理もないことです。かかりつけ医から異常を指摘されていなかった以上、認知症を疑い、精神科医に診せにいったのはそのときできるベストの対応であったといえるでしょう。

しかし、残念なことに医療機関で甲状腺機能低下症が見逃され、誤った診断がなされたために、翻弄されることになってしまったのです。高齢になると体の病気でも認知機能が悪くなる、ということを医療機関側が分かっていなかったために起こったと推察されます。

もし、ショートステイの期間が切れたときに当院ではなく、もともとかかっていたメンタルクリニックを再診していたら、ずっとアルツハイマー型認知症として扱われ、進行抑制薬を投与され続けていたかもしれないのです。

当然、薬は効きませんから、母親はずっと認知機能も体調も悪化したまま、自立した生活もできずに命を終えていたかもしれません。そう考えるとこれはかなり深刻な誤診です。

認知症は診断の難しさに対し、診断スキルが必ずしも平準化されておらず、医師によって診断がぶれやすいために、こうした誤診や不十分な診断が多発している実情があります。

第2章

安易な認知症施策が〝名ばかり専門医〟を生む 3日で名乗れる「認知症サポート医」という不都合な真実

認知症大国の危機に瀕する日本

高齢化が急速に進み、今や世界に類をみない長寿国と呼ばれている日本。人生１００年ともいわれ第二、第三の人生を歩む人も少なくないなかで、健康問題は常にその計画を阻む障壁となります。

なかでも特に深刻化しているのが、認知症の増加です。

厚生労働省の２０１４年の発表によると、65歳以上の認知症高齢者数と有病率については、２０１２年時点は全国で約４６２万人超、７人に１人だったのが、２０２５年の将来推計は約７３０万人、実に５人に１人になるという推計も出ています。

２０２５年といえばあと４年、もう目前に迫っています。また、団塊の世代が75歳以上になり、まさに高齢化のピークを迎える年でもあります。

２０１９年に厚生労働省から発表された簡易生命表によると、日本人の平均寿命は男性81・41歳、女性は87・45歳となり、着実に伸び続けています。

しかし一方で、人の手を借りることなく自立した生活が送れる期間を指す「健康寿命」

は、男女とも平均寿命より約10年短いという試算も出ています。健康寿命を短くする原因には、脳血管疾患や大腿骨骨折などさまざまな疾病が挙げられますが、認知症もそのなかの一つです。

先の推計から、晩年、認知症を患って過ごす人が5分の1はいてもおかしくないということで、誰もが他人事では済まされない問題です。

長寿大国ニッポンを脅かす最も深刻な病気といっても過言ではありません。

しかもここには、医療機関を受診していない人は含まれていません。

病院へ行きたがらなかったり、経済的な事情があったりなど、さまざまな理由で診断や治療を受けないままに、認知症が進行してしまい、次第に家族の手に負えなくなってしまう、そんな潜在的な認知症有病者も多く存在するのです。この数はなかなか行政や医学会等の統計にはあらわれてきません。

周知のとおり、日本は高齢化に加え少子化による諸問題も抱えています。現在もすでに介護難民などという言葉が身近で聞かれるようになり、老老介護も決して珍しい状況ではなくなっています。近年は夫婦ともに認知症で、程度が軽いほうが重いほうの介護をしていることを意味する認認介護という言葉も広まりつつあります。

介護を必要とする疾患はほかにもいろいろありますが、認知症は進行すると人が変わったようになってしまうことも多々あり、家族や周囲を混乱、疲弊させます。その人らしさ、さらには人間としての尊厳も失われかねず、介護する側にかかる肉体的、精神的ストレスは時に、筆舌に尽くし難いほどです。

どんなに長寿であっても、残念ながら幸せとはとてもいえる状況ではないでしょう。

［図表2］ 65歳以上の認知症有病者推計

長期の縦断的な認知症の有病率調査を行っている福岡県久山町研究データに基づいた、
・各年齢層の認知症有病率が、2012年以降一定と仮定した場合
・各年齢層の認知症有病率が、2012年以降も糖尿病有病率の増加により上昇すると仮定した場合
※久山町研究からモデルを作成すると、年齢、性別、生活習慣（糖尿病）の有病率が認知症の有病率に影響することが分かった。
本推計では2060年までに糖尿病有病率が20%増加すると仮定した。

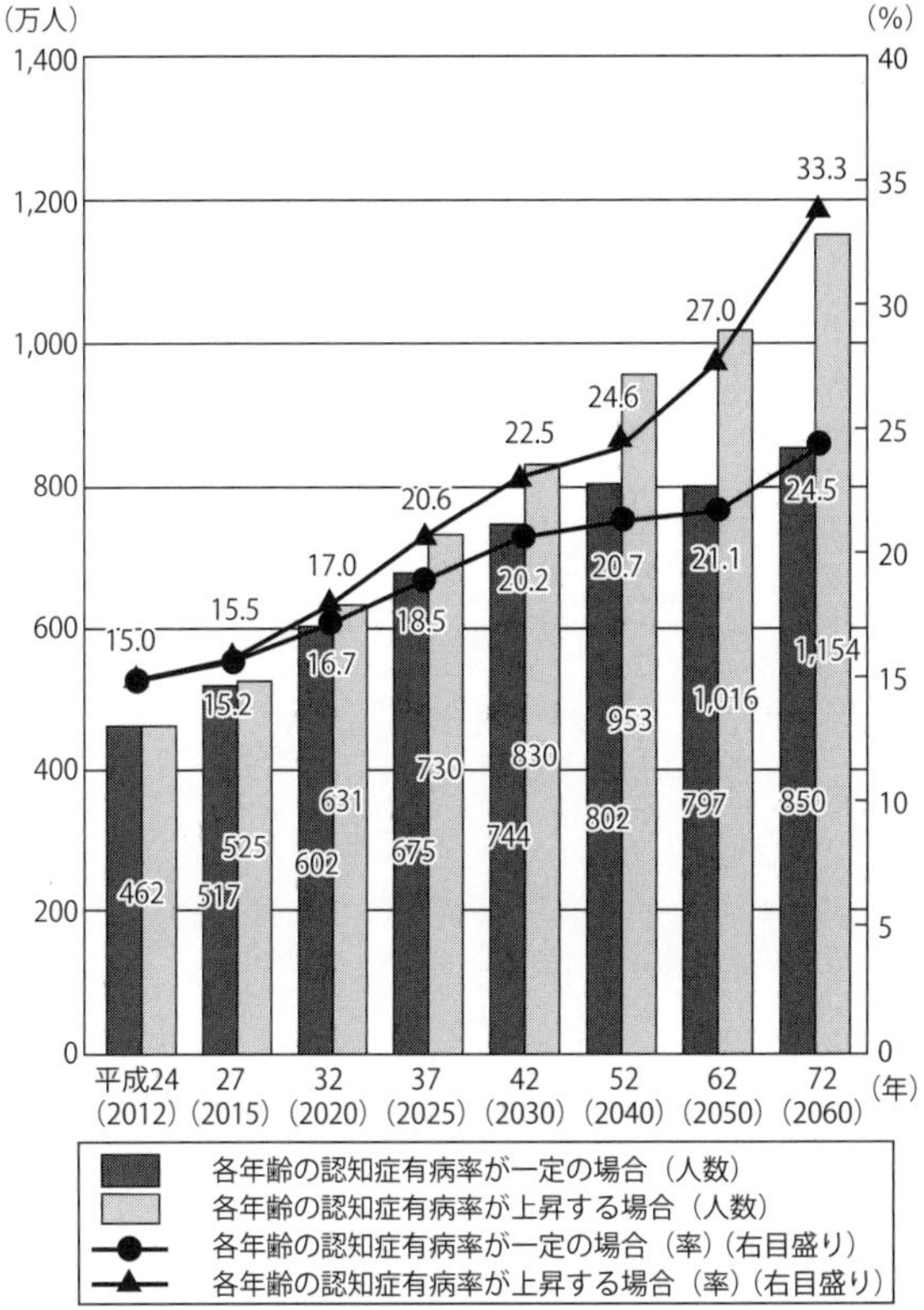

出典：「日本における認知症の高齢者人口の将来推計に関する研究」（平成26年度厚生労働科学研究費補助金特別研究事業　九州大学二宮教授）より内閣府作成

認知症をめぐる国の施策

このように増え続ける認知症への対策として、厚生労働省が２０１９年に発表したのが、「認知症施策推進大綱」です。これは２０１２年の「認知症施策推進５か年計画」（通称：オレンジプラン）、２０１５年の「認知症施策推進総合戦略」（通称：新オレンジプラン）の後継に当たり、日本の認知症政策における３つ目の戦略です。

これまでのオレンジプラン、新オレンジプランでは、認知症の早期発見と適切なケアを目指し、「認知症の人の意思が尊重され、できる限り住み慣れた地域のよい環境で自分らしく暮らし続けることができる社会を実現する」ことを目的に、厚生労働省や関連省庁が中心となり策定されました。これをもとに後述のサポート医制度など、地域ごとに認知症医療やサポート体制の整備が進められてきました。

認知症施策推進大綱は省庁の壁を越え、医療や介護以外の生活全般にわたる関係者の参画、連携を目指し、各領域の有識者から構成された認知症施策推進関係閣僚会議が中心となり策定されました。新たに「認知症の発症を遅らせる」「認知症になっても進行を緩やかにする」との意味を含んだ「予防」を重点施策の一つとし、従来ある「認知症になっても尊厳や希望をもって、認知症になる前と同じ社会で家族や周囲とともに生きる」との意味を含んだ「共生」と両輪で認知症対策を推進していく、としています。

これを踏まえ、具体的な取り組みとして以下の項目が挙げられています。

・普及啓発／本人発信支援
・予防
・医療／ケア／介護サービス／介護者への支援
・認知症バリアフリーの推進／若年性認知症の人への支援／社会参加支援
・研究開発／産業促進／国際展開

なお、認知症施策推進大綱は２０２５年までを対象期間としており、認知症サポーター育成や相談事業などが各地域で進められています。認知症施策は今後、今まで行われてきた新オレンジプランを土台とし、新たな取り組みが積み重なって、より網羅的になっていくといえるでしょう。

その新オレンジプランは、発症の予防から人生の最終段階まで、医療・介護だけでなく、地域や関係機関との有機的な連携を図り、適切なサービスを提供できる循環型の仕組み構築を目指し策定されたプランです。現在、地域で進められている取り組みはこのプランに基づいています。具体的には以下の項目が挙げられています。

・早期診断・早期対応の体制整備
↓早い段階から支援するための「認知症初期集中支援チーム」や地域の医療や介護を連携させる「認知症地域支援推進員」を全国に設置
・BPSD（認知症状に伴い起こる暴言や暴行、徘徊、うつ状態、妄想等の行動・心理症状）や身体合併症などへの対応
・生活を支える介護
・人生の最終段階を支える医療・介護の連携
・認知症ケアパスの積極活用

国の認知症施策が何度リニューアルされても、入り口である「診断」が重要であることはゆるぎません。誤った診断がなされれば、その後の治療や介護方針もすべて不適切なものとなってしまい、本人や家族にメリットがもたらされないどころか、予後も悪くなりかねないことは明らかです。

現在の認知症診療体制は「3階建て」

それでは、こうした国の施策を受け、わが国の認知症の診療体制は現在、どのようになっているのでしょうか。

風邪をひいたら、内科。怪我をしたら、外科。最初にかかる診療科としてこれらはすぐ思い浮かぶと思いますが、では認知症は？

「精神科じゃないの？」「いや、脳神経科のほうがいいんじゃない？」「えっ、内科じゃだめなの？」

とっさに「どの診療科？」と聞かれると、ぱっと答えられないのではないでしょうか。

それも無理はありません。

なぜかといえば、今の日本の認知症診療は「どの科であっても可能」な状況だからです。

かつては、認知症が疑われても、診てもらうには遠方の精神科医や病院へ行かなければなりませんでした。

しかし、今や認知症患者は増え続けるばかりです。こうした一部の医療機関だけではとても診られません。また、地域住民にとっても、認知症の受診のために遠くまで行かなくてはならなかったり、予約待ちで受診がずっと先になってしまったりするのでは不便で困ります。

そこで、研修制度が始まり、普段から風邪や高血圧などを診てくれている近くのかかりつけ医で、認知症の相談や受診ができるようになったというわけです。

これは患者やその家族にとってみれば、顔なじみの先生のほうが、「最近、どうももの忘れが……」と言いやすい面もありますし、近場であれば受診しやすいため、その点ではメリットといえます。困ったときの「入り口」が増えたということです。

ただし、「かかりつけ医認知症対応力向上研修」を受けたとはいっても、それまで認知症を診たことがなければ、医師であっても判断や対応に困ることはあります。そこで、地域ごとに、認知症の方を診るかかりつけ医の「相談役」的な医師がおかれることになりました。

それが「認知症サポート医」（以下サポート医）です。

サポート医の役割について、厚生労働省は、都道府県・指定都市医師会を単位とした、かかりつけ医を対象とした認知症対応力の向上を図るための研修の企画立案や、かかりつけ医の認知症診断等に関する相談役・アドバイザーとなるほか、他のサポート医（推進医師）との連携体制の構築、そして各地域医師会と地域包括支援センターとの連携づくりへの協力を挙げています。

かかりつけ医に対する助言や支援を行うための知識をもち、認知症専門医療機関や市町村などと連携する「推進役」として、かかりつけ医・非専門医と認知症専門医の中間に位置する役割を担うことを期待される医師がサポート医なのです。

サポート医になるには、厚生労働省の委託を受けて、国立研究開発法人国立長寿医療研究センターが行っている「認知症サポート医養成研修」という一定の研修を受けることが条件です。かかりつけ医認知症対応力向上研修を受けたかかりつけ医と違うのは、かかりつけ医は誰でも希望すれば、研修を受けることができ、認知症を診る〝お墨付き〟がもらえるのに対し、地域にもよりますが、サポート医は原則的に各自治体の医師会が推薦する形で、選出されるという点です。

精神科医でなければならない、という決まりはなく、どの診療科の医師でもサポート医になれます。つまり、サポート医も精神科の医師とは限らないのです。

重視されるのは、地区ごとに偏りなくいることです。例えばある地区に、内科2院、外科1院、眼科1院しかないとすると、そのなかでいずれかの医師が、サポート医として医師会から推薦を受ける、ということになります。というのも相談役ですから、エリア単位で「戦略的に」配置される必要があるのです。多過ぎても、少な過ぎても困るわけです。

研修を受けたとはいっても、精神科を専門としていなければ、サポート医でも対応に困ることは起こり得ます。その場合は、さらに認知症に対する専門性の高い医療を提供する、認知症疾患医療センターと呼ばれる基幹病院へ橋渡しをします。

このように、今の認知症診療は「かかりつけ医（認知症対応力向上研修を受けた医師）」

「サポート医」「認知症疾患医療センター」の3階建てになっています。外からは見えにくいのですが、「入り口」「相談役・橋渡し」「奥の間（高度医療）」の役割分担ができているのです。

ただし、誤解のないように書き添えておきますが、患者は認知症が疑われるとき「絶対に入り口（かかりつけ医）に行かなければ診てもらえない」というルールはありません。日本の医療は患者が自由に受診先を選べるフリーアクセスになっているのが現状なので、ダイレクトに認知症疾患医療センターを受診することも現状では可能です（紹介状がないと特別料金が加算されたり、予約待ちで受診まで時間がかかったりする場合はあります）。

さて、このように3階建てになった背景には、認知症患者の急増があると先ほどもいいましたが、実は全年代でみると、認知症だけでなく、うつ病をはじめ精神疾患全体が増えているという問題があります。

認知症を含む精神疾患の患者数が増えてきたことを受け、厚生労働省では２０１３年より、医療法に基づく国の医療計画の中の対象疾病に、精神疾患を加えました。医療計画とは、都道府県が地域の実状に応じて必要な医療提供体制を確保するために策定する計画のことで、これをもとに、都道府県が具体的な医療計画を策定、実行します。

現行の医療計画（第7次：2018～2023年度）では、「がん」「脳卒中」「心筋梗塞等の心血管疾患」「糖尿病」「精神疾患」の5疾病、「救急医療」「災害時における医療」「へき地医療」「周産期医療」「小児医療（小児救急医療を含む）」の5事業が対象となっています（第8次〈2024～2029年度〉からは、新興感染症等の対策も盛り込まれ「5疾病・6事業」になる見通し）。

この流れを受けて、認知症も早く治療へつなげられるよう、かかりつけ医が積極的に診られるようにしましょう、と仕組みが変わってきたのです。かかりつけ医は自身の専門にかかわらず、一定の研修（かかりつけ医認知症対応力向上研修）を受け、認知症の診療に積極的に関わることになった、というわけです。

〈5疾病〉

がん、脳卒中、急性心筋梗塞、糖尿病、精神疾患

〈5事業〉

救急医療、災害医療、周産期医療、小児医療・救急、へき地医療

インターネットが使えるのであれば、各都道府県の医師会のサイトに、この研修を受けた医師＝認知症の診療を受けつけている医師名のリストがありますので、お住まいの近くの医療機関を探すことができます。分からなければ市区町村の役所や地域包括支援センターという、認知症の医療や介護をサポートする組織に尋ねれば教えてもらえます。

［図表3］認知症診療を支える構図

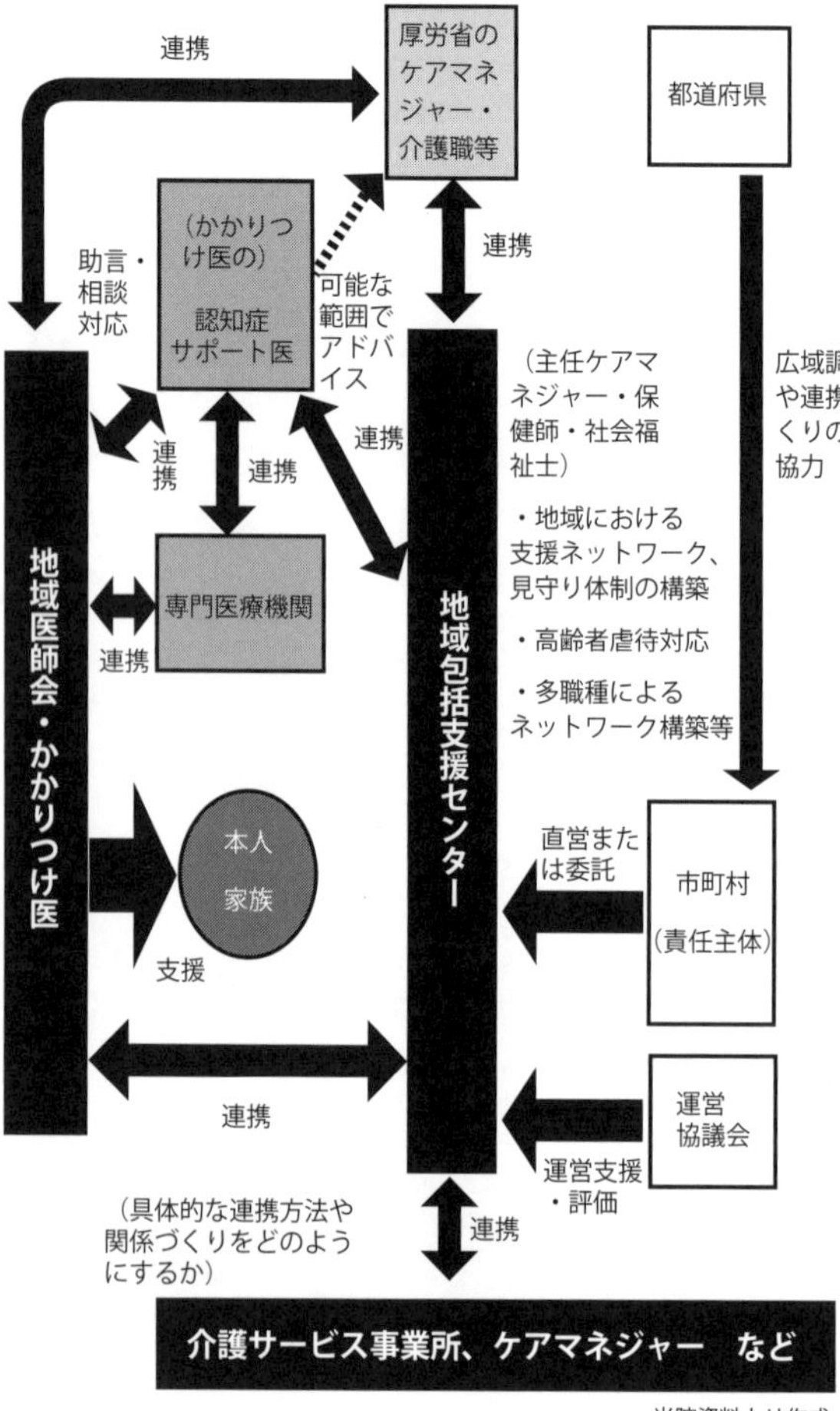

当院資料より作成

「入り口」はたくさんできたけれど……

このように書くと、いかにもプライマリケア、つまり認知症かもと思ったときの「入り口」は手厚くそろっているイメージをもたれるかもしれません。そのとおりであれば認知症診療の前途は明るいのですが、残念ながら現状はそうともいいきれないのです。

認知症や精神科、と掲げられた病院には行きにくいという人でも、「もの忘れ外来」だったら抵抗感がやわらぐと感じるのではないでしょうか。いつも診てもらっている内科クリニックに「もの忘れ外来」ができたら、ついでに相談してみようかな、という気持ちになりやすいかもしれません。

私の個人的な感覚ですが、認知症の「3階建て」の診療の仕組みができてから、「もの忘れ外来」の開設が増えてきたように思います。

しかし問題は、その中身です。というのも、「もの忘れ外来」を開設するのに医師の専門性や実力が問われるわけではないからです。専門が何科であっても開設することは可能である、ということです。

資格試験もなく、キャリアも問われません。経験豊富なベテラン精神科医でも、最近、研修を受けて認知症を診られるようになりました、という他科を専門とする医師でも、「入り口」は同じです。認知症診療に秀でた医療機関かどうかを、「もの忘れ外来」という名称だけで見分けることはできないのです。

せめて、研修後に試験を行って、パスした医師だけが診られるようにする、であるとか、何年かに一度更新があるような制度になっていればと思うのですが、現状では、どんな医師であっても、認知症診療ができるようになっています。

認知症診療にとって、知識の更新や新しい制度に関する知識の獲得は必須であるはずなのですが、その教育体制が十分ではないことが問題です。

対認知症施策が進み、確かに認知症が気になる人の「入り口」は増えました。しかし、その入り口が正しい診療の道へと続いているのか、といえば、現状では必ずしもそうではない、といわざるを得ないのです。

手づまりになって袋小路に追い込まれたり、何年たってもぐるぐると同じ道を堂々巡りしていたり、認知症の道ではなく、ほかの疾患の道に誤って案内されたり……。

正しい入り口ならばすんなりと、患者本人にとっても家族にとっても納得度の高い経過をたどれたのに、入り口が疑わしかったために時間や医療費がむだにかかり、しかもストレスがたまる、ということになってしまっては、早期受診の甲斐などありません。

たくさんある入り口から、いかに、きちんと道筋を通して治療してくれるところを選ぶかが、運命の分かれ道になるといってもいいのです。

サポート医の限界

相談役として設置されたサポート医制度にも問題があると感じています。

サポート医も認知症サポート医養成研修という研修を受けたうえでサポート医になっています。その研修を受けることで、かかりつけ医に助言や支援を行う役割も期待されていますが、果たして2日間の研修で他の医師に助言できるほどのスキルが身につくか、と問われると疑問に思わざるを得ません。

自治体によってはフォローアップのための研修が行われているところもありますが、ひとたびサポート医になったあとの研修に関しては各都道府県に任されており、以前は行っていたものの予算縮小などの事情で継続できなくなった地域もあると聞いています。

また、かかりつけ医認知症対応力向上研修を受けたかかりつけ医と同様に、知識や診療能力をテストなどでチェックしたり、資格を更新したりする制度もありません。

精神科専門医の私としては、サポート医になったからには、認知症に関する勉強を継続して、常に新しい知見をもって診られるようになってほしいと切に思いますが、それを後押しする仕組みがない、ということにも大きな問題意識をもっています。

一般の方は「認知症サポート医」と聞けば、さぞ認知症をしっかり診てくれるだろう、というイメージをもたれるのは当然でしょう。しかしながら、もし「認知症サポート医であればおしなべて、認知症診療のスキルが高いのでしょうか」と尋ねられたとしたら、私は首をかしげざるを得ないのです。

そうなると、失礼ながら実力が伴っているとはいえないサポート医の場合は、「連携」も名ばかりになってしまいます。

サポート医の役割の一つに、「3階建て診療体制の2階」として、かかりつけ医と地域の認知症疾患医療センターの橋渡しがあることは先に説明したとおりです。

サポート医でも対応に困る症例はすみやかに基幹病院へ紹介する、ということですが、そもそもサポート医に十分な診療スキルがなければ、1階部分に当たるかかりつけ医の相談役も十分に務まりませんし、自分のところに引き継がれてもお手上げなケースばかりになってしまいますから、結局は、ただ形だけ経由して認知症疾患医療センターへ紹介するしか手がありません。

つまり、かかりつけ医からの紹介で受診してきた認知症患者を、認知症専門医療機関に診断を〝丸投げ〟しているサポート医もいる、ということなのです。

これでは、患者にとってみれば「たらい回し」された感が否めません。それだったら最初から、多少遠くても認知症疾患医療センターに行けばよかった、ということになってしまうのではないでしょうか。

実際、かかりつけ医も、サポート医が頼りにならないと判断すれば、そこを介さずに精神科クリニックや、認知症疾患医療センターへ直接相談したり、紹介するようになってしまいます。患者も、近くで認知症をしっかり診てくれる医療機関がないということが分かれば、結局、遠方の専門病院まで足を運ぶことになり、「地域で診る」国の構想からは外れてしまいます。地域差はあると思われますが、こうしたケースは現在も多数起こっているといっていいでしょう。

もちろん、研鑽を積まれている先生、勉強熱心な先生もいらっしゃいます。サポート医が、国の施策上期待されている役割をきちんと果たせれば、連携もうまくいくでしょう。しかし今の制度では個人の努力に委ねられる部分が大きいため、実力に幅があるのが実状です。名ばかりサポート医が存在する一方、サポート医の資格をもっていなくても認知症診療に熱心なかかりつけ医の先生もいらっしゃるということです。

正しい認知症診断や診療にとって本当に大切なことは「認知症サポート医」という肩書きではなく、その中身、実力です。

どれだけ熱心に認知症患者を診療しているのか、どれだけ介護家族の苦悩に耳を傾けているのか、患者と家族のために考えられるアドバイスやサポートをどれだけ行っているのか。それは肩書きの有無や立場だけで決まるものではないと思います。

この先生は認知症に関して信用できる、きちんと考えてくれる、患者のことを第一に考えていると家族や周囲の人々が感じてくれる、それが本当の専門家ではないかと私は考えます。

これらの問題は、サポート医を対象にした調査からも浮き彫りになっています。

64～65ページの資料1、2は、国立長寿医療研究センターが全国のサポート医を対象に行ったアンケート調査をもとにした報告書（2018年3月）の一部です。このように、サポート医自身も、診断に不安を感じていたり、サポート医の役割が明確でないと感じていたりする割合は多いようです。

［資料1］ 可能な認知症診療

認知症サポート医制度の評価

認知症サポート医の制度の十分な活用

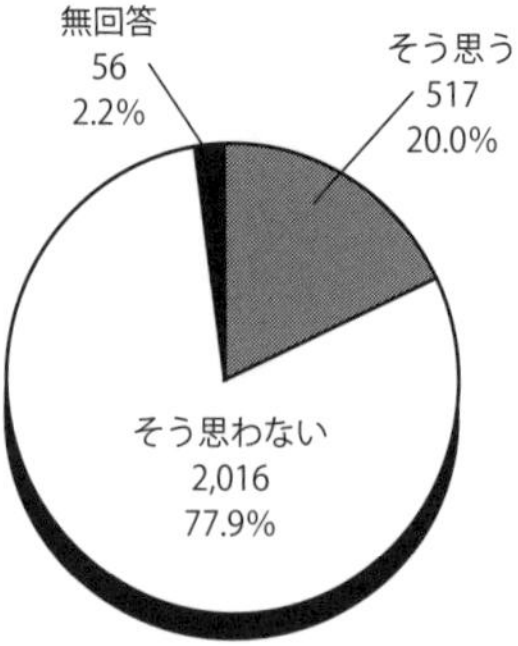

〈そう思わない場合の理由 n2,016（複数回答）〉

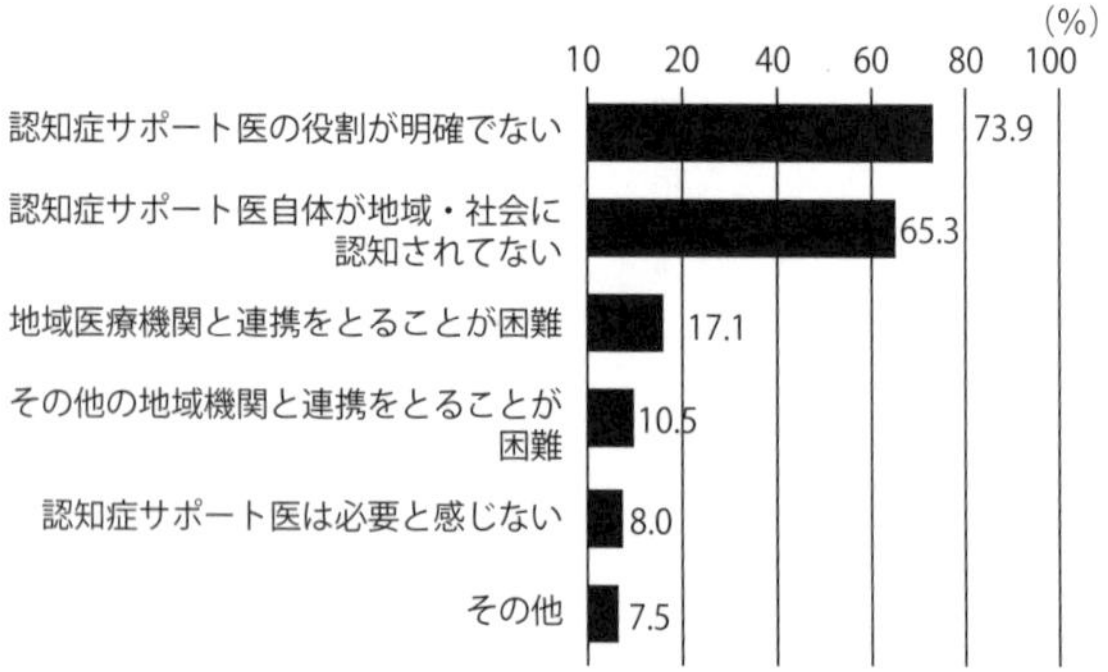

出典：国立研究開発法人国立長寿医療研究センター認知症サポート医養成研修実施要綱

［資料2］認知症サポート医制度の評価

可能な認知症診療（複数回答）

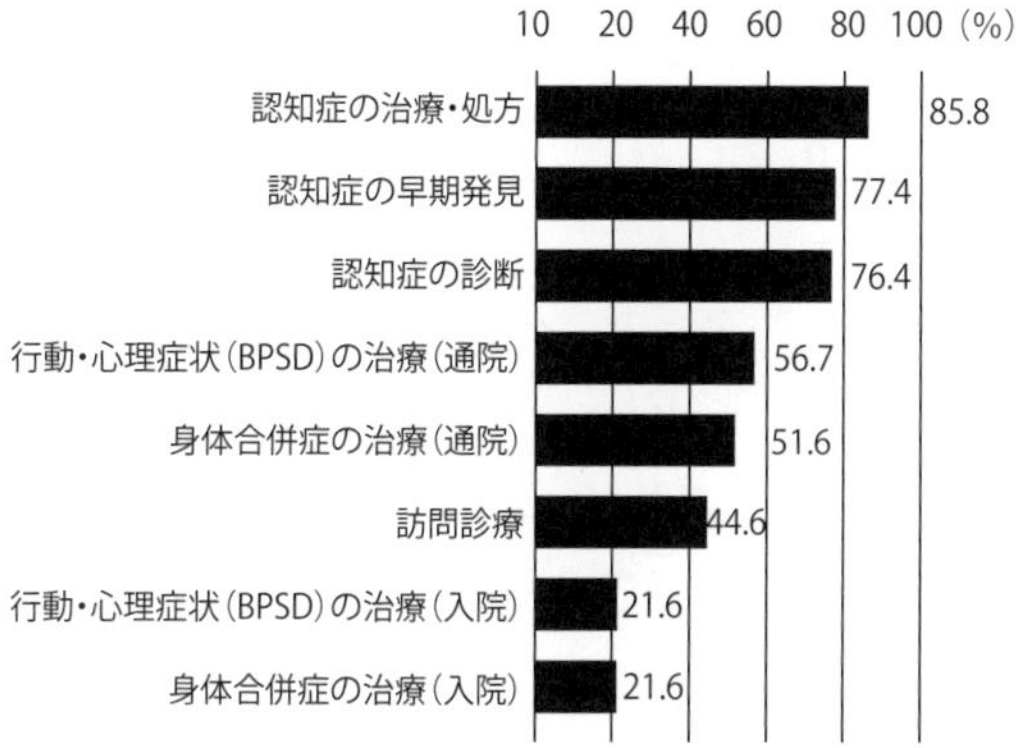

		合計	認知症の治療・処方	認知症の早期発見	認知症の診断	行動・心理症状の治療（通院）	身体合併症の治療（通院）	訪問診療	行動・心理症状の治療（入院）	身体合併症の治療（入院）	無回答
内科	N	1,185	995	906	812	519	679	703	123	219	33
	%		84.0	76.5	68.5	43.8	57.3	59.3	10.4	18.5	2.8
外科	N	144	107	106	83	42	61	72	12	24	7
	%		74.3	73.6	57.6	29.2	42.4	50.0	8.3	16.7	4.9
精神科	N	566	540	429	528	517	184	143	341	148	14
	%		95.4	75.8	93.3	91.3	32.5	25.3	60.2	26.1	2.5
脳神経外科	N	206	193	179	193	135	129	59	29	46	2
	%		93.7	86.9	93.7	65.5	62.6	28.6	14.1	22.3	1.0
神経内科	N	224	217	192	220	166	163	77	28	65	2
	%		96.9	85.7	98.2	74.1	72.8	34.4	12.5	29.0	0.9
整形外科	N	62	31	44	28	7	15	13	2	7	6
	%		50.0	71.0	45.2	11.3	24.2	21.0	3.2	11.3	9.7
その他	N	133	81	92	61	43	61	58	15	26	15
	%		60.9	69.2	45.9	32.3	45.9	43.6	11.3	19.5	11.3

出典：国立研究開発法人国立長寿医療研究センター認知症サポート医養成研修実施要綱

▼資料解説▼

資料1では制度の活用が十分にされていないと答えた割合が8割近くにのぼり、その理由として役割が明確でないことや、地域・社会に認知されていないことが主に挙げられている。

資料2では認知症の診断、早期発見、治療とも7割以上が可能であるとするものの、診療科別にみると内科や外科、整形外科では診断のスコアが低いなどばらつきがある。

一般には分かりにくい「専門医」と「サポート医」の違い

ところで、私自身も「認知症サポート医」です。日本精神神経学会と日本老年精神医学会の専門医であるとともに、サポート医でもあります。

私が専門医資格をとったのは今から20年以上前のことで、認知症も含む老年期精神疾患を長年にわたり診てきました。僭越ながら、キャリアも十分にありますし、私だけでなく、こうしたキャリアも研鑽も積んでいる医師でも、サポート医になるには、他の精神科を専門としない医師と同列で、一定の研修を受けなければなりません。経歴で研修免除にはならないということです。

「専門医」と「サポート医」はそれぞれ、認定の母体が別にあります。前者は各医学会、後者は国立長寿医療研究センターです。認知症に関わる専門医には、日本認知症学会や日本老年精神医学会が認定する認知症専門医、日本精神科病院協会が認定する精神科専門医、日本老年医学会が認定する老年病専門医などが代表的で、各々の医学会が別個に認定制度を設けています。

一概にはいえませんが、一定年数以上、高齢者の診療をしており、認知症の症例も多く診ている医師が対象になりますので、専門医ではない医師がわずか数日の研修で名乗れるサポート医とは、認定までに身につく知見やスキルの量や質ともに違うといっていいでしょう。

しかし、サポート医制度が始まった２０１５年当時、日本認知症学会の認知症専門医はまだ数が少なく、地域にもバランスよく存在しているとはいえない状況でした。国の施策として受け皿を増やすには、専門医をそのまま地域の「３階建て」診療のシステムに組み込むことが難しかったため、地域にバランスよく「配置」することを目的に、診療科を問わないサポート医制度がつくられたのです。

しかし一般の方にとっては「専門医」と「サポート医」の違いは分かりにくいのが実状です。その結果、サポート医なら詳しく診てくれると思ったのにそうではなかった、といった不満が出やすくなっているといえます。また、先述のように、サポート医を経ずにかかりつけ医から直接、認知症疾患医療センターへ紹介したり、かかりつけ医も通さず直接センターを受診したり、ということも現に起こっているのです。

地域によるとは思いますが、組織の成り立ち自体が精神科や認知症の専門性を活かせるものになっていないために、サポート医制度は今や機能不全に陥っているといっても、いい過ぎではないと考えます。

「薬を出すしかすべがない」医師の量産？

今まで説明してきたように、国はこれまでに、かかりつけ医でも認知症を診断できるよう体制を整えてきました。国立長寿医療研究センターが２０１８年に集計した「認知症サポート医研修・修了者数」によると、２０１１年末時点で認知症サポート医養成研修修了者の累計が２１４９人であったのが、２０１８年末には累計９９５０人に増えており、４・５倍以上の伸びを示しています。

そして認知症有病者数も増加の一途であることはすでに説明したとおりです。患者も増え、それを診る医師も増えているのですから、使われる薬の量が増えないわけがありません。

今や、認知症進行抑制薬を含む精神科の薬の市場規模は精神科よりも精神科以外の診療科のほうが大きいと聞いたこともあります。

製薬会社からすれば、ここ数年だけをみてもマーケットが急速に広がったわけですから、売り込みに力を入れないわけがありません。自社の薬を使ってもらえるよう、認知症を診るかかりつけ医やサポート医に、営業をかけることになります。

認知症診療のキャリアが浅いと、症例をたくさん経験していないだけに、薬の情報はどうしても「製薬会社頼み」になってしまいます。しかし、私の長年にわたる専門医としての立場から思うことは、忙しい診療の合間に聞く製薬会社からの説明だけで、患者に適切な処方をしようとするのはあまりにも限界がある、ということです。

薬には必ず添付文書があり、薬剤の説明が臨床試験の概要などとともに詳細に書かれています。副作用や禁忌も当然明記されています。医師はその内容を分かっていることが処方の前提になりますので、分からないことは製薬会社に聞いてクリアにしておく必要がありますが、実際のところどれだけ密に製薬会社とコミュニケーションをとり、薬を適切に、自信をもって処方できるだけの理解度に達しているかは、医師といえども個人差があります。もちろん、勉強熱心な方もいらっしゃいますし、自主的な勉強会や、製薬会社主催の勉強会など、研鑽する機会もなくはありません。しかしほとんどの場合強制ではなく、個人の熱意に委ねられているのが現状です。そして、どの程度理解しているかがテストされることなどもありません。

まして、それまで認知症を診断したことがなかった、というようなキャリアの浅いかかりつけ医の場合、不安も大きいと思います。患者の体質や病歴など一人ひとり違いますから、薬は誰に対しても同じように効くわけではありません。診断しかり、薬の処方しかり、臨床経験がものをいう場面も、精神科領域の医療では少なくないからです。

そういった内情とは裏腹に、製薬会社は一般向けには疾患の啓発に力を入れます。というのもご存じの方も多いと思いますが、処方薬の一般向けの広告は禁じられているからです。

疾患啓発を盛んに行い、処方薬の適応となる疾患の患者が増えれば、結果的に薬の売り上げが伸びるという理屈です。

認知症が気になる一般の人にとっては、こうした啓発活動によって早期発見、早期治療が可能になるかもしれないのですから、一見、メリットのように思えます。

しかし、ここでこれまで説明してきた「診断力」の壁が立ちはだかります。診断力が心もとないのに、薬だけはある、となると、言葉は悪いですが、どんなときにも判で押したように薬を出してしまう、逆にいえばそれしかできない医師は残念ながら少なからず存在します。そうした医師の診察を受けると、せっかくの早期発見・早期治療も活かされなくなってしまうということです。

実際、他院で経過が思わしくなく、当院を受診した認知症患者に対して、まず、今服用している薬を減らすことから治療が始まるケースも決して珍しくありません。薬を減らしただけで状態が良くなったという人も実は多いのです。

新薬は「救世主」となるのか

2021年6月、世界初となるアルツハイマー型認知症の根本治療薬アデュカヌマブ®が米国FDA（米食品医薬品局。日本の厚生労働省に似た役割をもつ政府機関）により承認されました。既存の進行抑制薬とは異なる作用機序（効くメカニズム）で、アルツハイマー型認知症において脳内に蓄積されるアミロイドβ（脳内で作られるタンパク質の一種）を減らす効果が期待されています。

夢の新薬、認知症の歴史が変わった、などとメディアで踊る文言を見て、希望を抱いた方も多いのではないかと思います。

しかし手放しで喜べるかといえば、残念ながら早計といわざるを得ません。水を差すようですが正直なところ、実際の診療の場で期待されるほどの治療成績を挙げられるのかは、今までの経緯からも疑わしく思いますし、懸念事項がいくつもあるからです。

そもそも、アルツハイマー型認知症の病理から、今までにも今回のアデュカヌマブ®と同じくアミロイドβを直接のターゲットにした、いわゆる抗アミロイドβ薬の開発はいくつもの製薬会社で行われており、そしてことごとく失敗に終わっていました。アデュカヌマブ®も治験で良好な成績をおさめてはおらず、米国ＦＤＡは製造元に対し、承認後に臨床試験の実施を求めています。その試験で期待されるベネフィット（患者へのメリット）が証明されなければ承認を取り下げることができる、という「条件付き承認」なのです。

米国でも認知症患者が増え続けていることを背景とした見切り発車的な措置であり、“正当な評価”が明らかになるのにまだ数年はかかると思われます。

さて、日本ではどうかといえば、条件付きとはいえ米国ＦＤＡを通ったことを受け、日本でも遅かれ早かれ承認される可能性は濃厚でしょう。脳内のアミロイドβを調べるには今のところアミロイドＰＥＴと呼ばれる特殊な画像検査が必要です（血液による検査法の研究も進められてはいます）。また、アデュカヌマブ®で最もよく起こる副作用の一つに、ＡＲＩＡと呼ばれる脳領域の腫れがあるため、投薬開始後は定期的に脳のＭＲＩ検査も必要になってくると考えられます。

現時点では日本で承認もされていない状況ですから、当然、医療費がどうなるかも未知数です。しかし薬価自体が高額になる予想ですので、検査費用も併せると患者には相当な費用負担になりそうです。ＰＥＴとＭＲＩ検査、アデュカヌマブ®の投薬治療をセットで専門に行うような金儲け主義に走るクリニックなども、大都市圏に出現しそうな気もします。

もちろん、医学の進歩はすばらしいことです。アルツハイマー型認知症の真の原因究明を科学に基づき行い、治療法の確立へとつなげていくことは大切だと思う気持ちにいつわりはありません。

しかし、今回の件に関しては、研究開発の努力に敬意を表しつつも、アデュカヌマブ®が日本でも承認されることで、これまで以上に、「症状軽視」が進んでしまいかねないのを危惧しています。患者や患者の家族の日常生活に目を向けることを怠り、画像ありき、画像がすべてだと勘違いする医師や、一般の方々が増えてしまうかもしれないことに危機感を抱いています。

今、医療現場で使われている進行抑制薬も、発売当時は夢の薬と大歓迎されたものでした。しかし今では、フランスで医療上の利益が不十分であるとの判断から、実質的に保険適応から除外されるなど、市場での評価も下がっています。アデュカヌマブ®も真の実力が明らかになるのには、もう少し時間を要します。一般の方も、われわれ医療従事者も、冷静な目で見守ることが大切です。

［第3章］

認知症と酷似する「せん妄」「老人性うつ」「妄想性障害」誤診されないために知っておくべき「認知症」の正しい知識

「認知症を知る」ことが誤診を防ぐ第一歩

もの忘れのために予想外のトラブルが続くなどし「認知症かもしれない」と不安になったとき、その不安をすみやかに解消するためにも、誰もがきちんとした診断を受けたいと思うはずです。

しかし残念なことに、今の日本の認知症診療の枠組みは、受け皿こそ増えましたが、内実が伴っているとはいい難い状況です。頼みの医師が、必ずしも認知症の知識や診療経験が豊富とは限らず、せっかく受診してもその先の長い道が「迷い道」になってしまう恐れがあるということです。

そうならないようにするには、「入り口」選びが大切です。すなわち、信頼できる受診先をいかに見つけるか、ということです。

それにはまず、患者の家族も、認知症という病気についてある程度の知識を得ておくことが大切と私は考えます。

なぜかといえば、医師に診せるにしろ、地域の窓口に相談するにしろ、知識があるほど患者の生活の様子を的確に伝える助けになるからです。

認知症は特に「おうちにいるときの患者の様子」が診断や診療の方針を決めるのに重要です。

奇妙な言動があったとして、それが時間の経過とともに頻発するようになったのか、程度が大きくなったのか否かが明確になるだけでも診断が変わることがあります。言動の内容も、いないはずのものが見える幻視や、妄想の有無が診断の決め手の一つになることがあります。それをすべて「おかしな言動」とひとくくりにとらえてしまうと、正しい診断につながらないということです。

残念なことですが、これは医師であっても見逃してしまいがちなのです。言動の内容を細かく聞かなければならないのに、診察室で一言二言言葉を交わすだけで、「ちょっと受け答えが怪しいね。認知入っているかな」と、その場の所見をもとに決めつけようとする「うわべだけ診断」がまかりとおっているのが現実なのです。

一方、患者本人も、家にいるときと診察室とでは態度が違う、ということはままあります。他人の前に出るとしゃきっとして、自分は大丈夫、と取り繕うケースは、特に認知症初期にはよく見られるものです。そんなときに、家族が家での様子を的確に話すことが誤診を防ぐポイントになってくるというわけです。

また、何も分からないと結局、周囲任せになってしまうこともあります。知識があれば医師とのコミュニケーションを通じて、長いお付き合いをするに値するか見極めもつきやすくなります。

知識をつけておくことは「自衛」になります。次からよくありがちな誤解や思い込みを足掛かりに、知っておきたい事柄を解説します。

認知症にはいくつもの種類がある

認知症＝アルツハイマー型認知症と思われがちですが、これは大きな誤解です。そもそも認知症は、認知機能が損なわれかつ、日常生活に支障が生じている状態の総称であり、病名ではありません。アルツハイマー型認知症は確かに、認知症の原因となる代表的な疾患ではありますが、ほかにも、認知症状態を引き起こす病気はあります。

［図表4］認知症状態を引き起こす病気

原因	疾患名
神経変性疾患	アルツハイマー型認知症、レビー小体型認知症、前頭側頭型認知症、通行性核上性麻痺、大脳皮質基底核変性症
脳血管障害	脳梗塞、脳出血、脳動脈奇形、モヤモヤ病
感染症 炎症	脳炎・慢性髄膜炎、神経梅毒、エイズ、クロイツフェルト・ヤコブ病、膠原病　など
頭蓋内病変	正常圧水頭症、慢性硬膜下血腫、脳腫瘍　など ＊頭部外傷でも生じる
代謝障害 内分泌異常	肝障害、腎障害、糖尿病、甲状腺・副甲状腺機能低下症、副腎機能低下症、銅代謝異常、電解質異常（Na、Ca、K、Mg）
臓器不全	腎不全、肝不全、慢性心不全、慢性呼吸不全
ビタミン欠乏症	ビタミンB1・B12、葉酸、ナイアシン欠乏症
中毒性疾患	薬剤（抗精神病薬、抗うつ薬、睡眠鎮静薬、抗パーキンソン病薬、抗コリン薬、抗てんかん薬、抗腫瘍薬、副腎皮質ステロイド薬　など）、金属（鉛、有機水銀　など）、一酸化炭素中毒

当院資料より作成

一般的には、アルツハイマー型認知症は認知症全体の6割程度であり、血管性、レビー小体型、前頭側頭型と続きます。

そして1割程度「治り得る認知症」も存在します。認知症は治らない、との一般認識が広まっているために、対処が遅れ重篤化してしまうことが問題となっています。

・アルツハイマー型認知症

加齢により、アミロイドβ（老人班）と呼ばれる脳内で作られたタンパク質の一種が蓄積し、脳神経細胞を死滅させるために、脳萎縮が進む病気です。主症状および最初に出る症状はもの忘れであることが多く、他人に対して取り繕ったりごまかしたりすることが、他の認知症と比べ特筆すべき特徴です。

〈アルツハイマー型認知症の特徴〉

□最初の症状はもの忘れ

□もの忘れがおもな症状である
□置き忘れやしまい忘れが目立つ
□お金など大切なものが見つからないと、盗られたと言う
□日時が分からなくなる
□できないことに言い訳をする
□他人の前では取り繕う

・血管性認知症

脳梗塞や脳出血等の脳血管障害による発作を機に脳細胞が部分的に死滅し、機能低下を起こす病気です。発作を起こしていなくても、脳内で細い血管が詰まり小さな梗塞が生じ、それが度重なることで認知症の引き金になる場合もあります。おもな症状としては、体の麻痺などの運動障害とともに記憶障害や思考力の低下、情緒不安定などが挙げられます。

アルツハイマー型認知症では、病気の進行に伴い、認知機能全般にわたり、徐々に機能低下していくのに対し、血管性認知症では、もの忘れが顕著でも、判断力はしっかりして

いたり、同じ事柄でもできる日とできない日があったりするなど、症状の出かたが一定ではないことがあります。これは「まだら認知症」とも呼ばれ、脳梗塞や脳出血などで、脳内で障害されている場所が限局的であることから起こる、血管性認知症の特徴の一つといえます。

また、アルツハイマー型認知症を併発しているケースも少なくなく、病名で明確に分けるのが難しいとされます。

〈血管性認知症の特徴〉

□脳梗塞や脳出血の発作後に発症する
（ただし、発作を起こしていなくても発症する場合もある）

□手足に麻痺がある

□しゃべるのが遅く、言葉が不明瞭

□のみ込みにくく、むせることがある

□動作が緩慢になった

□悲観的、やる気がない
□思考が鈍く、返答が遅い

・レビー小体型認知症

レビー小体と呼ばれる、脳内で作られるタンパク質の一種が大脳皮質や脳幹の神経細胞に蓄積することで起こる認知症です。アルツハイマー型認知症で見られるような記憶障害や判断力の低下のほかに、幻視などの幻覚がよく見られるのがこの認知症の大きな特徴です。これは、視覚をつかさどる後頭葉の大脳皮質にレビー小体が蓄積しやすいためです。

また、手がふるえる、前屈みなど体がこわばったようになる、体のバランスをとりにくい、表情が乏しくなるなどの、パーキンソン病様の症状も出やすくなります。うつ傾向も多くの場合で見られます。このため、医療機関側にとっては、パーキンソン病やうつ病との鑑別診断が重要になってきます。

アルツハイマー型認知症と同様に進行性ではあるものの、レビー小体型認知症は症状が軽快したり悪化したりを繰り返しながら、徐々に進行していきます。日によって調子が良いときと悪いときの差が大きいのが特徴です。さらに、レム睡眠行動障害といって、いったん寝ついてから、30分~1時間すると、夢でうなされ大声を出したり、夢と現実の区別がつかず騒ぎ出すといった症状も診断に重要です。

〈レビー小体型認知症の特徴〉

□実際にはいない人や動物、物が見える。誰かが家の中にいると言う
□見えたものに対して話しかける、追い払うなど反応する
□介護者など、身近な人を別人と間違える
□動作が緩慢になった
□小股で歩く
□睡眠中に大声や異常な行動（体動）をとる
□失神や立ちくらみがある
□悲観的である
□頭がはっきりしているときと、そうでないときの差が激しい

・前頭側頭型認知症

何らかの原因で前頭葉や側頭葉が萎縮し起こる認知症です。発症機序は明確になっていないものの、前頭側頭型認知症の8割程度は、神経細胞にピック球と呼ばれる病変があらわれる「ピック病」であるといわれています。40～60代と比較的若い世代の発症率が高く、比較的初期のうちから性格が急に変わったようになり、行動異常を伴うことが特徴の一つです。

行動異常とは、例えば同じ行動を繰り返す、反社会的な行動が見られる、集中力や自発性の低下、などが挙げられます。店で未精算の品物を持ちだしたり、信号無視をしたりなどのルール違反を罪悪感なしにしてしまうこともよくあります。しかし他の認知症と同様、本人にはまったく病識がありません。

一方、認知症の典型的な症状とされる記憶障害はあまり見られません。それもこのタイプの認知症の大きな特徴です。

〈前頭側頭型認知症の特徴〉

□以前よりも怒りっぽくなった
□最近、嗜好の変化があり、甘いものが好きになった
□些細なことで、いきなり怒り出す
□こだわりがある、まとめ買いをする
□決まった時間に決まったことをしないと気が済まない
□コロコロと気が変わりやすい
□万引きなどの反社会的行動がある
□じっとしていられない
□同じ経路でぐるぐると歩き回ることがある

※各タイプの特徴は、「認知症病型分類質問票43項目版」（DDQ–43）より作成しました。ただし各タイプにおいてこれらのすべてが出現するという意味ではありません。

アルツハイマー型認知症の発症機序と病期

ここで、認知症の原因疾患としてもっとも多いアルツハイマー型認知症について、より詳しい発症機序および診断について説明します。

認知症の過半数を占めるアルツハイマー型認知症の原因としては「アミロイドβ（Aβ）仮説」が有力です。アミロイドβとは82ページで説明したとおりです。

アルツハイマー型認知症の脳病変の特徴は、

①老人斑（アミロイドβ）

②神経原線維変化（タウタンパク）

③神経細胞の死滅（脱落）

以上の3点に集約されます。

アミロイドβは加齢とともに脳に蓄積します。これは年をとるとアミロイドβを分解する酵素の働きが弱くなることや、家系に認知症の人が多い場合は、遺伝的素因によりアミロイドβの産生が亢進する（たくさんつくられやすくなる）などが考えられています。

蓄積したアミロイドβは神経系を侵していきます。周知のとおり脳には刺激の伝達網である脳神経が張り巡らされていますが、それを構成する神経細胞内には、神経原線維と呼ばれる線維状の構造物があります。

アミロイドβはこの神経原線維をつくっているタンパク質の一つであるタウタンパクに対し過剰なリン酸化を進め、病理的に変化させてしまいます（異常リン酸化タウタンパク）。これにより脳神経が死滅、脱落し、脳萎縮が起こるのです。

アミロイドβは急激に増殖することはなく、10年、20年かけて少しずつ蓄積しアルツハイマー型認知症の発症に至ります。そして病気の進行とともに神経原線維の変性および、脳萎縮も進んでいきます。

興味深いのは、アミロイドβが脳表面の大脳皮質に多く蓄積する一方、神経原線維変化は海馬領域に多く発生するということです。アルツハイマー型認知症でまず、短期記憶が障害されやすいのはこのためであると考えられます。

アルツハイマー型認知症の経過と重症度（FAST）

アルツハイマー型認知症と聞くと、「家族の顔が分からなくなる」ですとか、「何もできなくなる」というインパクトの強い症状のイメージばかりが先行してしまいがちです。

しかし、アルツハイマー型認知症になったからといって、突然そのような症状があらわれるということはありません。

アルツハイマー型認知症は個人差がありますが5～10年程度の間に少しずつ悪化していきます。早期では単なるもの忘れとの区別も、一般の人にはつきにくいほど症状は軽微であることが多いのは、第1章でも説明したとおりです。

しかし一方、アルツハイマー型認知症は進行性の病気です。その進行度を医療機関で判断する際、参考にする尺度にＦＡＳＴと呼ばれるものがあります（図表5）。アルツハイマー型認知症であらわれる症状は、認知機能の低下といった病気そのものが起こす中核症状と、ＢＰＳＤと呼ばれる認知症に伴う行動・心理症状の大きく2つに分けられますが、そのうち後者の多くは中等度以降からあらわれてきます。徘徊や暴力、暴言、喚声・不穏

［図表5］FASTの分類

ステージ		特徴
1	正常	主観的にも客観的にも機能低下は認められない
2	年齢相応	物の置き忘れやもの忘れが起こる
3	境界状態	職場で複雑な仕事ができない
4	軽度	金銭の管理、買い物など日常生活での仕事にも支障をきたす
5	中等度	TPOに合わせた適切な洋服を選んで着ることができない。着替えや入浴を嫌がる
6	やや高度	・着衣：一人で服を着ることができない ・入浴：介助が必要 ・排泄：トイレの水の流し忘れ、拭き忘れ。尿・便失禁など
7	高度	・言語機能：語彙が6個以下に低下。「はい」などただ一つの単語しか理解できない ・身体機能：歩行や座位の保持ができない。笑顔がなく、昏迷および昏睡に陥る

当院資料より作成

などの行動症状や、うつ、妄想、不眠、不安などの心理症状があり、一般的に認知症と聞いて思い浮かぶイメージはどちらかといえばＢＰＳＤのほうが近いと思います。

そして最終的には運動機能や嚥下機能が不全となり致命的となります。

程度や期間の差こそあれ、アルツハイマー型認知症では誰もがこの経過をたどり、残念ながら避けることができません。

よく「認知症の薬を飲んでいるのに、良くならない」という声を患者の家族から聞きますが、今、使われている抗認知症薬には進行を止めたり、逆戻りさせたりする効果はなく、進行を遅らせることを目的に処方されています。

［図表6］ 罹病期間と認知症症状の強さ

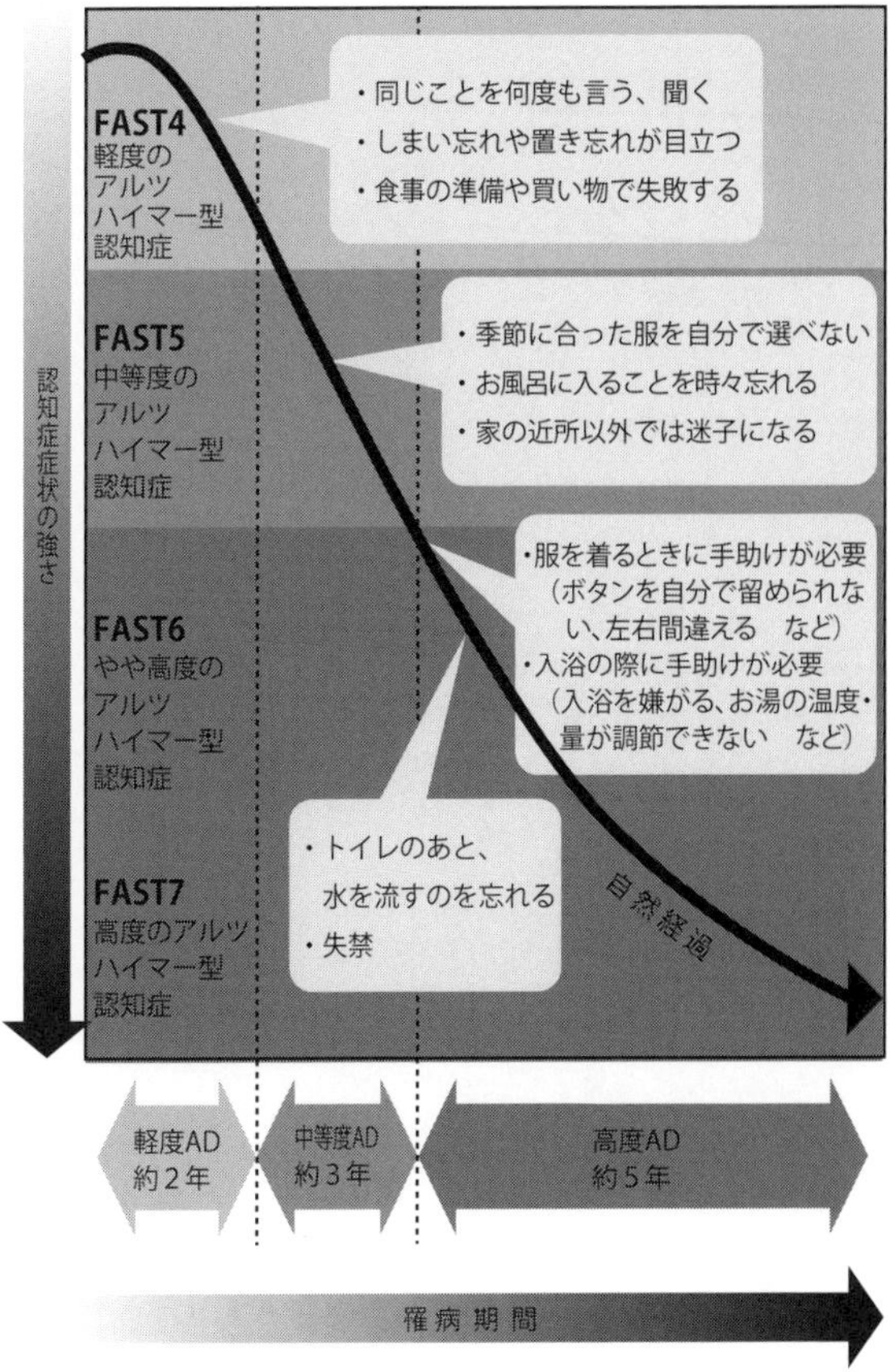

＊進行には個人差があります

当院資料より作成

治り得る認知症もある

認知症の症状が出る病気のなかには、アルツハイマー型認知症やレビー小体型認知症などの、現代の医学では残念ながら完治させることができない病気がある一方、早期に適切な治療を行えば症状が劇的に改善する「治り得る認知症」もあります。

代表的なものに、正常圧水頭症、脳腫瘍、甲状腺機能低下症、ビタミンB12欠乏症があります。いずれも記憶力の低下や歩行障害、生活に支障をきたす混乱といった、進行したアルツハイマー型認知症に見られるのと同様の症状を呈するため、混同されがちです。しかし認知症で受診した人の約1割が、これらの「治り得る認知症」であるとの報告もあります。

認知症は治らない、と思い込んで放っておくと、治療のチャンスを逃してしまいます。画像検査ですぐに鑑別できる病気もありますので、もっと一般にこれらの病気の存在が知られ、もしかしたらと思ったら受診に結びつけられるようになることが、治る認知症を放っておかないために重要と考えます。

・正常圧水頭症

治る認知症の代表格です。何らかの原因で脳と脊髄の表面を循環している脳脊髄液が滞留し、脳室が拡大する病気です。

おもな自覚症状に「歩行障害」「尿失禁」とともに「認知症」も挙げられます。これらが急に進行した場合は、正常圧水頭症が疑われます。

また、この病気はパーキンソン症候群を合併しやすくなるため、無表情になったり声が単調になったりするパーキンソニズムと呼ばれる状態になることも特徴的です。

特に、認知機能の低下がそれほどでもないうちから尿失禁が見られる場合は、正常圧水頭症の疑いが強いといえます。しかし一方で、高齢女性の場合は特に腹圧性の尿失禁が起こりやすいこともあり、年のせいと見過ごされて発見が遅くなる恐れもあります。

とはいえ、症状だけでは診断を確定することはできず、画像検査を行う必要があります。CTで脳室の拡大が認められた場合、髄液を少量抜くことにより（タップテスト）、症状が軽減するケースも数多く見られます。

正常圧水頭症の中でも、くも膜下出血や髄膜炎、脳梗塞などの原因疾患がないものを「特発性正常水頭症（ｉＮＰＨ）」といいます。この場合には管を入れて髄液を抜く治療を行うことで劇的に認知機能が改善します。

ただし発症してから診断までの時間が経ってしまうと、この治療を行っても圧迫を受けた脳は元に戻らず、症状の改善も見込めなくなってしまいます。

・脳腫瘍

脳腫瘍には脳の細胞やその周辺の組織から発生する「原発性脳腫瘍」と、脳以外の部位で発症したがんが血液を通じて脳内に転移する「転移性脳腫瘍」があります。どちらも水頭症と同じく、大きくなると脳を圧迫しダメージを与えることで、神経細胞が損傷し、認知症症状が起こります。

治療は外科手術や放射線治療、薬物療法などを組み合わせて行い、脳腫瘍がなくなれば、認知症症状も自然とおさまります。

以前、「一人暮らしの70代男性に認知症のような言動が見られる」と近所の人から連絡が入り、保健師と居宅訪問したことがあります。その保健師は、数カ月前にも一度男性宅を訪ねたことがあるものの、本人が病院へ行きたがらなかったために医療機関への受診につながっていませんでした。

行ってみると、受け答えもはっきりせず明らかに様子がおかしかったのですが、決定的だったのが失禁していたことです。

アルツハイマー型認知症であれば、早期の段階で失禁することはまずありません。発症してから5、6年経ってからというのが普通です。つまり、この男性はアルツハイマー型認知症ではなく、別の病気である可能性が高いのです。

実際に検査したところ、私の見立てどおり脳腫瘍が見つかりました。放射線治療により寛解し、症状はなくなりました。

また別のケースでは、やはり70代男性で一人暮らしの人だったのですが、あるとき帰ったら急に足元がおぼつかなくなっていて、歩けなくなっていたというのです。月に1回、家事のために通っていた娘さんから、その相談を受けて私は、やはり脳腫瘍の疑いをもちました。というのも、急な運動機能の低下もアルツハイマー型認知症で起こることはまずなく、ほかの脳の病気である可能性が高いからです。

結局その方は、娘さんが看護師だったことから勤め先の病院で検査を受け、やはり脳腫瘍であることが分かりました。その方の場合積極的な治療は行わず、苦痛のないようにして病院で看取ったと聞きました。


なお、同じ脳疾患で、脳腫瘍や脳梗塞と似た症状を呈するものに、慢性硬膜下血腫があります。この疾患は、頭蓋骨の内側にある硬膜という薄い膜に、頭部を強打するなどの衝撃で血腫ができ、それが脳を圧迫するために意識の混濁やろれつが回らなくなる、上下肢の麻痺といった症状があらわれるのが特徴です。

高齢者は特に、加齢変化により脳と頭蓋骨の間のすき間が広くなっていることが多いため、血腫ができても症状があらわれにくく、逆に症状が出たときには血腫がかなり大きくなっていることも少なくありません。

慢性硬膜下血腫もＣＴ検査による画像で診断がつきます。治療は多くの場合、局所麻酔下で頭蓋骨に小さな孔をあけ、血腫を取り除く手術が行われます。血腫による圧迫がなくなれば認知症の症状は改善します。

ただし正常圧水頭症と同様、時間が経ってしまうと脳が元に戻りにくくなるので、早期発見が重要です。

・**甲状腺機能低下症**

甲状腺は首の前側、のど仏のすぐ下にある小さな臓器で、私たちが活動するのに必要なエネルギーの調節に関わる甲状腺ホルモンを分泌しています。

甲状腺ホルモンは、脳下垂体からの指令を受けて分泌されますが、体内で増え過ぎると甲状腺機能亢進症、逆に不足すると甲状腺機能低下症となります。年齢にかかわらず女性に多い病気です。

このうち認知症のような症状が出やすいのは低下症の方ですが、低下症ではほかにもだるさやむくみなどの多様な症状を呈します。それだけに診断が難しく、症状だけで低下症と診断することはできません。元気がない、疲れやすいといった症状に加えて忘れっぽくなった、ぼーっとしているなどの認知症にも見られる症状が出ている場合は、低下症が特に疑われますので、かかりつけ医で甲状腺ホルモンの検査をしてもらうことをおすすめします。少量の採血による血液検査のみで分かります。低下症と分かった場合には、飲み薬による甲状腺ホルモンの補充で治療できます。

低下症による認知機能の低下は、この治療によって改善可能です。ただし、もともとアルツハイマー型認知症や脳梗塞があるところに低下症が加わって、症状が悪化することも多く見られるので、その場合治療効果は限定的となります。

・ビタミンＢ12欠乏症

ビタミンＢ12は別名コバラミンともいい、葉酸とともに血液成分である赤血球や細胞の遺伝物質であるＤＮＡをつくるために必要なビタミンです。肉や魚、卵や乳製品などの動物性食品だけに含まれているビタミンです。

体内にとりこまれたビタミンＢ12は、主に肝臓に貯えられます。数年分のストックがあるので通常は足りなくなることはありませんが、何らかの原因で胃の粘膜からのビタミンＢ12の吸収が悪くなると、貧血の状態になります。ビタミンＢ12が不足する原因として多いのは、胃がんなどによって胃の摘出手術をしたあとに起こる場合です。これは年齢に関係なく起こります。また、偏った食生活や過量飲酒も不足のもとになります。

高齢者では、胃の手術をしていなくても、胃液の酸性度が低いために、食べたものに含まれるビタミンB12を取り出す機能が低下していることがあります。すると手足のしびれがとれない、白髪が急に増えた、何となく認知機能が低下してきた、などの症状があらわれます。

血液検査でビタミンB12の値を調べればすぐに診断がつきますが、一般的な健康診断の血液検査では、この値を調べない場合が多いので注意が必要です。治療はビタミンB12の補充で、薬の内服もしくは静脈注射を数回行うことで症状が改善していきます。

高齢者は精神疾患にかかりやすい

認知症に限らず、高齢になるとさまざまな疾患にかかりやすくなります。そのなかでも特に注意すべきは精神疾患です。というのも、多くの喪失体験といった環境要因のうえに加齢により神経系も老化し、思考や感情のコントロールに関わる神経伝達物質や脳内ホルモンの分泌が低下するなどで精神面のバランスを崩しやすく、体の病気や服薬なども精神疾患の発症リスクを高めるからです。

一見、認知症かなと思われる症状を呈していても、調べてみると認知機能の低下ではなく、ほかの精神疾患であることが分かるケースは少なくありません。

例えば意識障害といって、簡単にいえば、意識がもうろうとして、思考力や判断力が鈍っている状態になると、自分が今いるところが分からなくなる、幻覚が出て突然叫び出すなどの、認知症でも見られる症状を呈することがあります。また、うつ病やうつ状態などで脳の活性が低下していても、もの忘れがひどくなったり、今までできていたことができなくなったりします。

こうした精神疾患は、認知症と併せもっている場合もよくありますし、精神疾患から認知症へ移行する場合もあります。

ここで大切なのは、認知症であってもそうでなくても、本人が生活に支障をきたし、家族がフォローに困るような症状は放っておかない、ということです。特に次に挙げる病気は、医療機関で適切な治療を受けることで、劇的な症状の改善が見込まれますので、家庭で抱え込んではいけません。

ここでは特に間違えやすい疾患として「せん妄」「老人性うつ」「妄想性障害」の3つを挙げました。

〈せん妄〉

せん妄とは、術後や薬剤の影響などで出現する急性の浅い意識障害です。一過性のものですが、時間や場所の認識が混乱する見当識障害や、幻覚など、認知症とよく似た症状が出現します。

ぼーっとして受け答えが鈍くなることもありますし、家の中を歩き回ったり、引き出しをかたっぱしからあけ、中身を出してしまったりなどの無意味な行動や作業を繰り返すこともあります。時には前触れもなく叫ぶなど、興奮状態になる場合もあります。

こうした症状は認知症でもよく見られますが、認知症は先述のとおり、症状が少しずつ出始め、長期間にわたりその頻度や深刻度が高まっていくのが典型的な症状のあらわれ方

［図表7］せん妄とアルツハイマー型認知症

せん妄	アルツハイマー型認知症
・急激に出現し、発症時期の特定が可能 ・身体疾患や薬剤の影響を受けて起こる ・意識障害がある ・一過性 ・日内変動がある	・徐々に進行する ・身体疾患や薬剤の影響がなく、神経変性が原因 ・意識障害がない ・進行性 ・日内変動がない

当院資料より作成

です。一見「認知症かな？」と思うような症状でも、それが急にあらわれた場合は、せん妄である可能性が高いといえます。

せん妄は発熱や体の痛み、便秘、睡眠不足などが誘因となったり、薬がせん妄を引き起こしたりすることもしばしばあります。風邪薬や胃薬、かゆみ止めといったごくありふれた薬から、頻尿治療薬、睡眠薬、抗不安薬など医療機関で処方される薬まで、誘因となり得る薬は多岐にわたります。一般的に思われているよりも身近な病態といえます。

せん妄が疑われる場合、医療機関では患者の体に痛いところはないか、食事や水分は十分とっているか、熱はないかなど全身をチェックし、服薬状況も確認したうえで、せん妄の誘因になっている可能性があるものをとりのぞき、様子をみます。それで劇的に症状が軽快することも少なくありません。適切な診断と対応を行えば、せん妄は治療が可能です。

なお、せん妄はすでに認知症にかかっている人も起こすことがあります。つまり、今まで認知症と診断されていない人がせん妄の症状を起こした場合は、せん妄だけなのか、せん妄と認知症を併発しているのか、医療機関側は見極める必要があるということです。

認知症の人であっても、誘因がはっきりすればせん妄による症状は治療で改善します。ただし、「これも認知症の症状だろう」と家族が思い込んでしまうと、治療がされないままになってしまいます。まして本人からは、せん妄の誘因になり得る体の痛みや発熱などの不調を訴えないことも多々あります。よって、今まで見られなかった症状が急にあらわれた場合は、家族が気づいてせん妄を疑い、主治医と相談することが望まれます。

〈老人性うつ〉

うつ病は精神疾患のなかでも「気分障害」に分類されることからも分かるように、気分の落ち込みとそれに伴う不眠や食欲不振、集中力の低下などが代表的な症状です。うつ病

［図表8］ うつ病とアルツハイマー型認知症

うつ病	アルツハイマー型認知症
・短期間のうちに発症する（週単位あるいは月単位） ・記憶障害など自身の症状に対して自覚があり、悲観的である ・できなくなったことやもの忘れを自分のせいにする	・徐々に進行する（数カ月から数年単位） ・記憶障害など自身の症状に対して自覚のない場合が多く、悲観的な様子はほとんどみられない ・できなくなったことやもの忘れを人のせいにする

当院資料より作成

の場合も、やる気がなくなる、身の回りのことができなくなるといった、一見すると認知症かもと思われるような症状があらわれるということです。

気分の落ち込みや興味・喜びの喪失がベースにあり、気分が沈んでいるために反応が鈍くなったり、やる気が起こらず活動性が落ちたりすることから、そうした様子を認知機能の低下のせいと受け取られ、間違えられることがあります。つまり、うつ病による症状なのに、認知症と診断されてしまうケースが実際によく起こっています。

ただし、その人がうつ病だけを患っているならば、認知症と違って、時間や場所等、周囲の状況まで分からなくなってしまうということはまずありません。うつ病の場合は抗うつ薬で症状を改善、消失させることが可能なので、認知症と思い込まずにきちんと鑑別診断を受けることが大切です。

難しいのは、認知症の初期症状の一つにうつ状態があり、初期のうちは両者の見分けが特につきづらいことや、最初はうつ病だったのに、時間の経過とともに認知症へ移行したり、両者を併せもったりするケースもあることです。最初にかかった医療機関でうつ病と診断され、ずっとその治療を受け続けてきたが、いつの間にか認知症を発症しており、発見が遅れてしまった、というケースも珍しくありません。

特に、レビー小体型認知症はうつ病から移行しやすいことが分かっています。

なお、うつ病では悲観的になり自分を責めてしまう傾向があります。例えば、部屋が散らかっていても片付けられないとき、うつ病の人はよく「片付けができない自分が情けない、家族に申し訳ない」と言います。一方、アルツハイマー型認知症では「子どもが片付けちゃだめって言うんです」など、周囲のせいにして取り繕う傾向があります。


〈妄想性障害〉

妄想性障害は精神疾患の一つ「統合失調症」に分類される病態で、事実に反したことを信じ込み訂正不能な状態を指します。

例えば、私が出かけると家に誰かが入ってきて靴下を盗っていくとか、屋根裏に男がいて粉のような毒をまいているとか、ドアの向こうから「出ていけ」などと自分を追い出そうとする声が聞こえる、などの被害妄想や、時に幻聴を伴うこともあります。老年期の幻覚・妄想は、主題が現実的、世俗的で物化していて、対象が配偶者や家族、近所の人など具体的で、より生活に密着したものが多いといった特徴があるといわれています。また、女性で独居していることや、難聴や視力低下など感覚器の障害がリスクファクターであるともいわれています。

ただ、妄想性障害は妄想だけが症状として出てくるものであり、認知機能は保たれています。そこが、認知症との決定的な違いとなります。

［第4章］

正しい治療を受けるために――信頼できる「認知症専門医」の条件とは

早期の正しい診断がもたらすメリット

「正しい診断を受ける」ことがどれだけ患者や家族の負担を減らし、病気と向かい合いながらもより良い人生をつくる手助けとなるか、意外にもまだ世間にはしっかりと認識されていないように感じています。

おそらくそれは、医者にかかりさえすれば安心、といった、昔ながらの医者信仰のようなものが一般にはまだまだ根づいており、受けた診断は正しいに決まっている、という思い込みが人々を支配しているからではないかとも思います。

つまり、世の中には残念ながら「誤った診断」「不十分な診断」が、こと認知症の領域では社会問題になりつつあるほど溢れており、受診する側が自衛しないと、正しい診断を受けられず泣きをみるかもしれない、そんな危機感が薄いということです。

日本は国民皆保険制度のもと、誰でも平等に同じ医療が受けられることになってはいますが、治療内容こそ一律であれ、治療成績は医師の腕により差が出ることはいうまでもありません。また、フリーアクセスだからこそ、受診する側が厳しい目をもって医師を選ぶことが、正しい診断を受けるには大切なのです。

正しい診断を受けるとこれだけのメリットがあります。

・進行を緩やかにできる。また進行しても対処しやすくなる
・進行度に合わせ長期にわたり有用な情報やサポートが受けやすくなる
・質の高い介護サービスを受けられる可能性が高くなる

認知症は進行性の病気です。治療やケアで一時的に症状が軽くなったり消失したりすることはあっても、元に戻ることはなく、時間の経過とともに症状は重くなり、最終的には死に至ります。

だからこそ、認知症の治療やケアの成果として「いかに進行を遅らせるか」また「経過を緩やかにするか」が問われることになるのです。

重度になるほど、介護する側にとっては患者の対処が難しくなってきます。まして急に悪化したり、症状が激しく出れば、その負担はますます大きくなります。

医療の発展に伴い、認知症患者の高齢化ならびに罹患後の余命も延伸しており、ＦＡＳＴ分類における6、7の高度段階の期間も以前に比べ長期化しやすい傾向にあります。高度の期間が長くなれば介護者に求められるケアの内容も増えたり、一つひとつの介護に要する労力や時間も増えるのが自然な流れです。

ただ、早期に適切な診断、治療が行われれば経過をできるだけ緩やかにすることや、ＢＰＳＤもそれほど強く出ないよう抑えることが可能です。また、家族も早いうちから認知症患者との接し方や介護の心構え、知識を付けることができますので、ＢＰＳＤに適切に介入しやすくなり、その結果ストレスを抑え穏やかに介護できる可能性が高くなるといったことが大きなメリットといえます。

ＢＰＳＤは、かつては「認知症」の病気の部分ばかりが着目され、「奇妙な言動をとるのはアルツハイマー型認知症という病気のせいだ」という考え方が主流でした。しかし、同じ程度に進行したアルツハイマー型認知症の人が2人いるとしても、必ずしも2人とも同じ行動をとるわけではありません。症状の出方にはその人の人間関係や生活環境、また性格なども影響し、人によりあらわれ方が異なるということが今は分かってきています。

つまり、ＢＰＳＤは「病気」だけでなく「その人全体」が関わっており、さらに症状は「周囲との関わり」のなかで起こることを考えれば、病気だけを診ていてもＢＰＳＤは良くなりません。「その人全体」や「周囲との関わり」を見直すことが、症状を抑えるには有効なのです。

今から10年くらい前のことです。精神医学領域の重鎮と呼ばれる大先輩からこんなことを聞かれました。

「君のところは認知症患者も受け入れているんでしょ？　自分で初診から診ている外来患者と、よそから紹介で来た患者と、どちらが入院するケースが多いですか？」

それまで私は、そのようなことはまったく意識していませんでした。そのためすぐに答えることができず、調べてみたところ、圧倒的に自分が最初から診た患者の入院が少なかったのです。

認知症患者の入院は、ほとんどの場合、認知症が進行してＢＰＳＤが激しく出るようになり、家庭での対応が困難になったときに検討されます。逆にいえば、ＢＰＳＤが強く出なければ入院不要となりますから、私が最初から診た患者の大多数は、穏やかな経過をたどり、ＢＰＳＤで家庭での介護が困難になることが少なく、入院まで至らなかった、といえます。

手前味噌になりますが、これが「早期の正しい診断」の成果だと思うのです。あくまで私の臨床経験からの考察で、きちんと統計をとって相関を明らかにしたわけではありませんし、外部から紹介で来た患者にも、早期かつ正しい診断を受けてきた方はいます。ただ入院数に圧倒的な差があったことは確かです。

さらに加えるならば、診断の正確さだけではなく、老年精神医学の専門家として、家族が本人にどのような接し方をし、家庭でどのような環境をつくってあげれば経過が穏やかになるのかをアドバイスしていることも大きいのではないかと考えます。

先述したとおり、ＢＰＳＤは病気だけでなく「その人全体」が関わっており、「周囲との関わり」の中で起こると考えていますから、それを踏まえて周囲の接し方や環境の見直しを提案しているというわけです。これは、漫然と薬を出すばかりで、時間かせぎをしようという治療スタンスの医師にはできないことです。

・長期にわたり進行度に合わせた有用な情報やサポートが受けやすくなる

認知症は数年～10年程度と、長い経過をたどる病気です。その間、家族だけで抱え込んでしまうとたいへんです。早いうちからできるだけ医療や介護、行政といった地域とのつながりをもっていたほうが、困ったときにサポートを受けやすくもあり、負担減にもつながります。

認知症症状が出てもなかなか受診せず、ひどいＢＰＳＤが出てからあわてて病院に駆け込んでも、医師はそれまでの経過を知らないわけですから、家族にいちから状況を聞いたり、各種検査などをしたりしなければならず、時間がかかります。家族としては一刻も早くＢＰＳＤを抑えてほしいと切羽詰まっているのに、適切な手をうつまでに段階を踏まなければならないということです。

早いうちに受診していれば、たとえその後しばらく期間があいてしまったとしても、困った症状があらわれて受診したときに、すぐ以前のデータを参照して、スムーズな診療ができるため、家族の不安を早くやわらげることができます。

また、きちんとした医師ならば、認知症と診断をくだした時点で、一般的にその後どのような経緯をたどっていくかも説明するはずです。現状、この説明が十分になされていなかったり、家族が認知症というだけでショックを受け、その後のことが耳に入ってきていなかったりして、認知症の進行についてよく知らないまま介護にあたっている家族も多いのです。

おおまかであっても、今後どのような経緯をたどるか分かっていれば、いつどんな介護が必要になるかも見えてきます。そのときに身内だけで対処が難しければ、介護サービスを検討することもできるはずです。その場その場で新たな症状が出てきたときに考えるよりも、前もって心積もりしておくほうが、精神面でも経済面でもゆとりをもてるはずです。

・質の高い介護サービスを受けられる可能性が高くなる

認知症になると、進行するにしたがい多くの世帯でさまざまな介護サービスが必要となってきます。国の介護保険制度のもと、40歳以上のすべての人が介護保険に加入していますが、利用をするためには「要介護認定」を受けることが条件となります。

要介護認定とは日常生活の中での介護の必要度合いを判断するためのもので、その度合いは要支援1・2、要介護1～5、非該当（自立）のいずれかの要介護度で判定されます。

認定を受けるには、まず要介護認定を受ける対象者が住んでいる市区町村の窓口に必要書類を添えて申し込みをします。それを受けて市区町村の職員または市区町村から委託されたケアマネジャーなどの認定調査員が自宅に訪問し、本人や介護者へのヒアリングなどで心身の状態を確認します。

認定には、この調査結果に加え、「主治医意見書」が必要です。病気や怪我の状況などを医学的観点からも考慮するためです。

介護度を決める重要な要素となるため、本人の今の状態を正確に反映した内容が求められることはいうまでもありません。ずっと医療機関を受診しておらず、認知機能がかなり低下してから初めて受診した、というケースや、主治医があまり深く診察せず、ただ薬を出すだけ、といったケースでは、適正な介護度が出ない恐れがあります。

逆に、早期にきちんと診断、治療をしてくれる医院を受診している方は、今に至る経緯も十分に把握しており、適切な介護度を出すのに適した正確かつ緻密な意見書が得られるというわけです。

認知症の診断ステップは2段階

認知症の診断は難しいとはいえ、診断手順そのものは実は、つきつめれば至ってシンプルです。

1．認知症状態かどうかを見極める
2．認知症状態であると見極めたなら、その原因疾患は何かをつきとめる

の、たった2ステップに集約されるからです。

これからの話にも関わりますので、参考までに、各ステップで診断の補助として使われるおもな検査を図表9にまとめました。

このステップは認知症独自というわけではなく、他の多くの疾患にも共通している基本的なことではないかと思われます。こと認知症においては似た症状を呈するほかの疾患が

［図表9］認知症の基本的な診断ステップ

1．認知症状態かどうかを見極める ←主に心理検査（長谷川式簡易知能評価スケール、MMSE）
2．認知症状態であると見極めたなら、その原因疾患は何かをつきとめる ←主に画像検査、血液検査

1、2とも、患者の症状やこれまでの経過の聞き取りは必要

当院資料より作成

いくつもあったり、高齢者で複数の疾患を併発していたりするケースも多いことから、複雑に見えるのだと思います。

しかしこの2段階をきちんと踏めば、絶対とはいえないまでもおおかたの診断はつくはずです。それが、現状ではできておらず、誤診や不十分な診断が多いというのは、1か2のいずれかまたは両方が適切に行われていないからということになります。

具体的に、何が問題なのか、認知症診断において起こりがちな「落とし穴」が分かれば、選ぶべき医師の条件も見えてくるはずです。

心理検査だけで決めつけられたら誤診を疑え

心理検査は認知症診断のステップ1（図表9）で、認

知機能の低下を客観的に把握するツールとして重要な検査であることはいうまでもありません。しかし、その数値だけで病気の有無や進行度を判断しようとすることは誤診を招きかねず、とても危険です。

認知機能を測る検査としてよく知られているものに長谷川式簡易知能評価スケールがあります。「今日は何月何日ですか？」「ここはどこですか？」「１００から順に7を引いてください」といった短い設問で見当識や計算力、記銘力などの認知機能を採点し、30点満点中20点以下は認知症の疑いあり、とするものです。

今はネットにも設問内容が公表されていますので、もの忘れが気になった人が試しに取り組んでみることも多いようです。「28点あるから問題ない」「21点でぎりぎりだから危ないかも」などと一喜一憂しているようですが、では21点なら認知症ではなく、20点では認知症である、といわれたら、それはちょっと違うのではないか、と、誰もが首をかしげるはずです。

また、一度やってみて19点しかとれなかった人が、翌日もう一度やってみたら22点とれたとします。医師から22点とれたのだから認知症ではない、といわれても、当人には不安が残ると思います。

この、一般の方でもちょっと考えれば分かるような心理検査の限界が、なぜか医療機関では不問とされ、いうなれば一発勝負で出た結果が絶対であるかのように扱われているのが現実なのです。

心理検査は、スクリーニング（ふるいわけ）としては効果的といえます。スクリーニングとは、大勢の対象者から一定の条件で、「病気の可能性がある人」を選別することです。健康な人が受ける「がん検診」もスクリーニング検査の一つです。一次検診で「要再検」になった人はがんの可能性ありと選別された人ですが、がんと確定されたわけではありません。より詳しい検査で調べる必要があります。

認知症における検査も同じ考え方です。つまり点数が低かったからといって認知症とは確定できないのです。

さらに、こうした心理検査は受けるときの本人の心身の状態や環境によっても結果が大いに左右されます。医師とのコミュニケーションに問題なく、かつ検査に集中できる状況であるとの条件がそろっていないと、本来の認知機能が検査に正しく反映されるとはいい難いのです。

認知症の診療では、本人が家族に手を引かれ、いやいや受診してくるケースが少なくありません。「俺はぼけてなんかいない」「なんでこんなテストを受けなきゃならないんだ」などと、最初から拒否感を示されやる気のない人も多いのです。そんな態度のままでは、医師が質問しても、ふてくされて適当に答えてしまうのが目に見えています。

でも、仮に同じ人が、旧知の信頼している医師にかかったら、検査結果は違ったものになる可能性は高いです。そのくらい、心理検査は外部の影響を受けやすいのです。また、たとえ本人が受診を嫌がっていなくても、たまたまその日体調が悪かったり、アパシーと呼ばれる意欲が低下している状態だったりすれば、いつもは難なくできる返事に詰まったりすることもあるはずです。

検査や実験などで、何度受けたとしても近似の結果が得られることを「再現性が高い」といいますが、こうした心理検査は、設問は同一であっても検査を行う際の条件が一定になりにくく、再現性は高くないといえます。簡単にいってしまえば「結果がぶれやすい」検査なのです。

にもかかわらず、たった1回の検査で「認知症のようですね。薬を出しておきましょう」では、まさに誤診の温床といっても過言ではありません。

実際、私のところに「長谷川式15点。認知症疑い」など、紹介状に心理検査の点数が低い旨記載のある患者が来て、改めて診察したら、認知症ではなく老人性うつだった、といったケースはたくさんあります。認知機能が低下をきたす病気は認知症だけではないのです。

心理検査はあくまでも認知機能を客観的に測る「道具」であり、使う側のスキルが伴って初めて、正しい診断に活かすことができます。診断の一つの基準であり、参考になりこそすれ、決して「認知症判定機」ではないことを、一般の方にも知っておいていただきたいと強く思います。

なお、心理検査には長谷川式のほか、ＭＭＳＥと呼ばれるものも使われることがあります。長谷川式は基本的に口頭で一問一答していきますが、ＭＭＳＥは図形や文章をかかせる設問があり、記憶力や注意機能だけではなく言語能力や視覚認知（目で見たものを描く能力）も把握できるとされています。

両者は共通の検査項目もあり、一人の患者に両方実施する施設もあれば、片方のみ実施する施設もあります。両方行うと、アルツハイマー型認知症の場合は長谷川式の点数が低く出る傾向があります。というのもアルツハイマー型では図形や字を理解する視覚認知が落ちにくいからです。

私は、長谷川式とMMSEの両方を行います。専門的な立場としては、この視覚認知の機能低下を把握することは、レビー小体型認知症の可能性を知るうえで重要と考えるからです。レビー小体型の場合、長谷川式に比べMMSEのスコアが低く出やすいことが分かっていますので、アルツハイマー型認知症とレビー小体型認知症を鑑別するには、両方の検査を行うことが有用であると考えます。

“画像マニア”はあなたの悩みに答えてはくれない

近年、認知症診療における画像検査はさまざまなものが登場してきました。従来のCTやMRIで脳の萎縮や形態の異常を調べる検査のほか、血流や代謝の低下を検出したり、アルツハイマー型認知症で蓄積されるアミロイドβの量や分布を画像化したりする検査も、注目されています。

外からは見えない脳内を映し出し、異常箇所も画像で目視できるので、一見、説得力が高いように受け取られがちです。また、医師としても〝客観的事実〟があるので説明しやすいといえます。

しかし、画像検査もまた、それだけでは正しい診断のよりどころとはなりません。なぜなら、画像検査は認知症診断ステップの２（１１９ページ）に位置し、原因疾患をつきとめるうえで有用な検査ではあるものの、あくまで診断の補助であり、1から10まですべて分かるものではないからです。

一方で、画像だけ見てあたかもすべて分かったかのような態度をとる画像マニアな医師がいるのも事実です。

さらにいうならば、画像検査は「読影力」、つまり得られた画像データのどこにどんな異常があるかを正確に読み取り、そこからどのような疾患が想定されるのかを正しく導き出す力が求められます。異常があるのに見落としたり、異常の場所や範囲、深さを読み間違えたりしては、どんなに精巧な検査機器を用いたとしても誤診に至ってしまいます。

そしてこの読影力も外からはなかなか分かりません。もちろん、よく勉強している医師や検査技師の方もいるとは思いますが、少なくとも高度な機器を導入していることは、正しい診断まで結び付けられるほどの読影力をもっているかどうかの判断基準にはなりません。

今まで私のところに来た患者のなかにも、画像検査では正しい診断をされなかった人がいました。

その患者は70代女性の方で、もの忘れがひどくなってきたのを家族が心配し、わざわざもの忘れ外来を掲げている遠方の脳神経外科を受診したところ、ＭＲＩで脳の検査をしましょう、と行ったその日に予約を入れられたそうです。

ところが検査後、結果を聞きにいくと、「年相応の萎縮は見られますが、問題ありません」と言われ、「うちでは何もすることがないので」と帰されてしまったそうなのです。

家族からすれば、以前とは明らかに様子が違うのに問題がない、というのはどうにも釈然としません。そこで地域包括支援センターに相談したところ、当院を紹介されたということで、私のところに来られました。

確かに、これまでとった検査データからは目立った所見はありません。しかし家族に状況を詳しく聞いたところ、アルツハイマー型認知症が強く疑われる多くのエピソードが出てきました。

例えば、薬の管理がまったくできなくなっていることが挙げられます。もともと几帳面な性格で、薬も間違えないよう種類別に整理整頓が行き届いていたそうですが、今は何の薬がどこにあるかも分からなくなっており、飲み忘れも頻繁にあるとのことでした。

この話だけでも、問題がないなどと判断できるわけがありません。

ほかにも、ほかの病気でかかっているクリニックの受診日を何度も忘れるようになったり、以前はできていたゴミの分別ができなくなり、いつ出したらいいのかも分からなくなってしまったりと、家族を困らせている行動がいくつもありました。

この「以前はできていたことができなくなってきた」エピソードは、アルツハイマー型認知症の診断において重要な決め手の一つになります。なぜなら、繰り返しになりますが、認知症と単なるもの忘れの境界線は「日常生活に支障をきたしているか否か」にあるからです。

しかし、前にかかった脳神経外科医ではそのことについて一言も聞かなかったそうです。

誤解してほしくないのは、私は画像検査が診断の役に立たないなどといいたいわけではないということです。私も初診時にはほぼ全例に画像検査を行います。

しかしそれは決して「診断の決定的証拠」を得るためではありません。画像で分かり得る明らかな脳疾患、例えば脳腫瘍や脳梗塞、水頭症などを鑑別するために行うのであり、心理検査と同じく、いわば「ふるい」の一つでしかないのです。

にもかかわらず、先に挙げた例のように、機器や読影技術の発達を背景に、画像検査がすべて、画像で何でも分かるかのような風潮があることを危惧しています。

画像に異常所見がないから問題ない、と言い切った先の医師に、私は問いたいのです。

画像を見て、その患者が車椅子なのか、失禁しているのか、分かりますか?

ごはんを食べさせるのに1時間もかかるということを、あなたはその画像を見て分かるのですか?と。

画像を見ただけで「この患者は歩行が困難である」とか「失禁している」とか「夜、徘廻してしまう」といった症状まで分かるような検査機器や技法は現時点で存在していません。認知機能の低下があり日常生活に支障をきたすことが認知症の診断基準である以上、画像検査でできることは限定的であり、むしろ生活の様子を丁寧にヒアリングしなければならないのです。

それができない、しようとしない医師が画像偏重に走る、といっても言い過ぎではないと思います。

家族からろくに話も聞かず、画像がこうなっているからこうだ、とか、心理検査も同様にテストの点数がいくつだったからこうだ、というのは「解説」にすぎず、「解決」にはなりません。

解決とは、診断を正しく行うのみならず、家族の悩みに答えることも含まれます。アルツハイマー型認知症のように治せないものもあり、家族の気持ちに寄り添うことしかできないときもありますが、それも含めて診療だと思うのです。話も十分聞かず、じゃあ画像をとりましょう、検査しましょう、というのでは診断以前の問題で、医師の資質にも関わるとすら思います。

症状をつかみ、軽減したりし、それにまつわる家族の悩みを解消する、対処法を教えるほうに、診療はもっと力をいれるべきなのです。

繰り返しますが、各種検査はあくまで補助的なもので、偏重されるべきではありません。

薬を出すだけの診療はお金と時間の無駄遣い

今、認知症の進行抑制薬がもたらす患者への利益に疑問がもたれています。

アルツハイマー型認知症では、アセチルコリンという物質が極端に減少し、これにより脳の記憶や学習に関係する神経伝達が著しく損なわれることが分かっています。脳の前脳基底部にあるコリン作動系が侵されるために、アセチルコリンの分解が異常に進んでしまうのです。

また、アルツハイマー型認知症患者の脳内には異常なタンパク質がたまることで、グルタミン酸という物質が過剰になり、記憶機能が障害されるということもいわれています。

そのためアルツハイマー型認知症の薬物療法では、アセチルコリンの分解を抑える作用をもつ薬や過剰なグルタミン酸を抑える薬が、抗認知症薬として処方されます。神経伝達物質が減るのを抑え、情報伝達をスムーズにする働きをもつコリンエステラーゼ阻害薬と、情報伝達が混乱するもとになるカルシウムイオンの脳への流入を防ぐＮＭＤＡ受容体拮抗薬の大きく2種類があります。

現在、日本では４種類の抗認知症薬が承認されています（図表10）。このうち日本では１９９９年に上市され、広く処方されている薬がコリンエステラーゼ阻害薬のドネペジルです。この名称にピンとこなくても、製品名のアリセプト®なら知っている、という人は多いと思います。アルツハイマー型のほかレビー小体型認知症にも適応拡大されています。

しかし、コリンエステラーゼ阻害薬は脳内のアセチルコリンを増やすよう働くために、体にさまざまな副作用リスクがあることも知られています。例えば循環器なら徐脈性不整脈、呼吸器なら気管の収縮亢進によるぜんそく発作、消化器なら胃酸分泌の促進による消化性潰瘍、神経系ならパーキンソン症候群、また精神科系ではコリン作動系神経系が賦活されるために怒りっぽくなるなどの症状が挙げられます。

［図表10］アルツハイマー型認知症に使用される薬

	薬剤名	特徴
コリンエステラーゼ阻害薬	ドネペジル	アルツハイマー型認知症の進行を遅らせる目的で最も多く使われている薬。コリン作動系に働きかけ、アセチルコリンを分解する酵素・アセチルコリンエステラーゼの作用を阻害する。2014年よりレビー小体型認知症にも適応拡大された。製品名アリセプト®
	ガランタミン	軽度～中等度のアルツハイマー型認知症の症状の進行を抑制する薬。脳内でのアセチルコリンによる神経伝達を助ける作用がある。製品名レミニール®
	リバスチグミン	貼り薬。軽度～中等度のアルツハイマー型認知症に適応がある。アセチルコリンを分解する酵素には、アセチルコリンエステラーゼのほかにブチリルコリンエステラーゼもあり、この薬は両方を阻害することで、アセチルコリンの減少を防ぐ。製品名リバスタッチパッチ®、イクセロンパッチ®
NMDA受容体拮抗薬	メマンチン	過剰なグルタミン酸の放出を抑え、脳神経細胞の壊死を防ぐ働きがある。中等度以降で処方される。コリンエステラーゼ阻害薬との併用もできる。製品名メマリー®

当院資料より作成

フランスでは2018年8月より、上記4種類の治療薬に対し、さまざまな副作用が懸念されるうえに、認知症進行抑制という期待される効果を示すエビデンス（科学的根拠）が十分に得られなかったとして、実質的に保険適用除外となっています。

フランスだけでなく、海外先進国ではこうした、全身において深刻な副作用リスクが高まる可能性のあるコリンエステラーゼ阻害薬は、できるだけ使わないよう方向転換しつつあります。日本においても見直しが必要ではと私は考えています。少なくともドネペジルを伝家の宝刀のごとく安易に処方する診療は大いに疑問です。

薬は適切に使ってこそ薬になるのであり、使い方を間違えれば害になりかねません。それは副作用のデメリットばかりを被るという直接的なものだけでなく、別のアプローチをすれば効果的だったかもしれない可能性をつぶし、無駄に時間を費やしてしまうことによる害も含まれます。

例えば、アルツハイマー型認知症の中でも怒りっぽく、すぐ興奮して活発に動くなど、家族にとっては介護に手を焼くタイプでは、感情や行動を抑制する作用が期待できるメマンチンのほうが奏効しやすい場合もあります。

そしてこうした判断も、患者本人のみしか診ず、心理検査や画像検査だけで病状を把握しようとしているのでは的確にできません。家族からよく話を聞いて、家族が何に困っているのかをもとにする必要があるのです。

さらにいうならば、各薬剤は剤型や1日の服薬回数も異なりますので、薬を飲みたがらない人は1日1回のみの薬を、ほかの病気もあり経口薬が多い人は貼付薬を、と考慮することは、飲み忘れなどのないきちんとした服薬管理をしてもらううえで大切です。可能な範囲で、ということになるとは思いますが、それにはやはり家族の介護状況や、本人が他の病気でも治療を受けていないかどうか、など、より広い情報収集をする必要があると考えます。

患者の「今」しか診ない5分診療は誤診のもと

認知症はその名前が一般にも広く知られているために、高齢者の何かしら奇妙な言動を目の当たりにしたとき、とっさに「認知症かも」と思ってしまいやすい傾向があります。

認知症の、特に中期以降に見られるBPSDがシンボル化されてしまい、認知症といえば徘徊するんでしょ?などとインパクトの強い症状だけが独り歩きすることもあり、傷ついた家族の方もいるのかと思います。

周囲に認知症患者がいないとそれも仕方ないかもしれませんが、実はそれと大差ないことを、認知症を診る医師もおかしてしまっていることがあります。

精神科を専門としておらず、認知症の診療経験が浅く研鑽を積んでいないと、医師であっても、高齢者の異常な言動=認知症と思い込んでしまうことがある、ということです。ただ、たとえ最初に「そうかもしれない」と思っても、あとから検査や診察で丁寧に鑑別していけば誤診は防げます。確定診断をする前に、起こり得る病気を頭の中にリストアップしてから絞り込んでいくのはむしろ重要なプロセスといえます。

しかしここで、自分の見立てにこだわり、「認知症に違いない」と思い込んでしまうと、あとに続く検査や診察がすべて「自分の見立てが正しいことを証明するため」に行われる恐れがあります。もし否定されるような所見が出ても「誤差の範囲」などと過小評価したりして、自分の見立てを押し通そうとしてしまうのです。

問題はそれだけにとどまりません。「もの忘れが進んだなら、認知」などといって薬を出してしまうような医師は、そもそも診断のステップ1しかクリアしていません。誤診や不十分な診断になってしまうのも当然です。

認知症のなかには原因を調べてもはっきりしないものもあり、可能性の高い疾患を想定し治療をしながら経過を見ることもありますが、いずれにせよ原因を調べもせずに「認知症です」で終わりにしては、的外れな治療になりかねません。眠れないのをストレスによる一時的なものなのか、精神疾患が潜んでいるのか、体の病気のせいなのか、はたまた薬の副作用なのか、原因を調べもせず「不眠症ですね」でひとくくりにするのと同じです。

実際、このような中途半端な診断で、治療可能な認知症が見逃されてしまっており、かなり進んでから私のところに相談に来るというケースを、何度も経験しています。

確かに、認知症の6～7割はアルツハイマー型認知症です。しかし、だからといってその他のタイプの認知症を見逃していいわけはありません。

認知症は進行性の病気ですから、いずれ症状は悪くなってきます。そうなって手に負えないから、と当院のような基幹病院に来たときに、改めて診断して、別の精神疾患が見つかったり、アルツハイマー型認知症だと思っていたのがレビー小体型認知症だった、というケースが頻発しています。それまでの数年間、適切とはいえない治療に対して医療費が使われていたわけで、本人にとっても家族にとっても、身体的、精神的、そして経済的なダメージははかりしれないのです。

自身を振り返ってみると、臨床医としてのキャリアのスタートが浴風会病院だったことはとても幸運であったと思います。そこで徹底して、患者の話に耳を傾け、よくコミュニケーションをとることを教え込まれました。

患者および家族から話を聞けば聞くほど、誰一人として同じではない、という至極当然なことを再確認させられました。成育歴も家族構成も性格も、生活の様子も……。認知症の症状は環境や人間関係によって出方が違いますから、いうなれば症状も誰一人として同じではないのです。

そう思えばますます「おかしな言動だから、認知症ね」などと言えないはずです。

特に、認知症においては進行性ですから、「変化」に対する感度が良くないと診断スキルは磨かれません。

病前はどうだったのか、いつ頃変化があらわれたのか、もの忘れだけでなく行動にも問題があらわれているとしたらそれはいつからか、といったことは、患者の「今」だけを知ったとて分かりません。心理テストなどの各種検査をしても、明らかになるのは「今」の患者のことだけで、診断の材料としては非常に限定的といわざるを得ないのです。

これまでの経緯を聞いてみれば、もしかしたらアルツハイマー型認知症ではなくレビー小体型認知症を疑わせる出来事があったかもしれない、薬でせん妄を起こしたことがあったかもしれない、そもそも認知機能は低下していないかもしれない、など多くの判断材料を得られる可能性があるのです。それを知る努力をしなければ、診断スキルは磨かれないのです。

患者の「今」にしか目を向けないことの危険性はほかにもあります。

認知症の人には、病気の自覚がないだけでなく、医師の前に行くと自分は大丈夫、おかしいところなどない、と〝張り切って〟しまう人が多くいます。このため、外来診療の限られた時間内には、その人の認知症症状が分かりにくくなっていることがあります。

認知症中等度の手前までの人によくみられますが、医師や役所、介護度認定の訪問調査員の前に出ると、いつもの状態とは打って変わって「しっかりと受け答えに対応」するために、相手が気づかないのです。

初診で、家族に連れられてきたときに、本人に「どうしました?」と尋ねてみて、「私は何ともないのですが、この人が病院に行けと言ったので」という返答が返ってきたとします。その後、家族に「おうちではどうですか?」と聞いてみて、「先生の前でだけ、しゃんとしています」と返ってきたとしたら、認知症を疑うべき根拠となり得ます。

こうした人では、おうちでも、いつも同居している家族の前では混乱するのに、たまに訪ねてくる身内や知人の前ではしっかりとした対応をすることも考えられます。このために日頃対応に苦労しているにもかかわらず、人からは「認知症ではないでしょう」などと言われて、がっかりしてしまう家族も少なくありません。認知症の人の多くは「ちょっと緊張する相手の前ではしっかりとした態度で対応し、その人が目の前からいなくなると、とたんに普段の混乱が表面化すること」も特徴の一つなのです。

それが分からずに、一見するとしっかりしている患者が目の前にいて「何ともないですか？」「はい、いつもと同じように元気です」で終わってしまうような診療をしていては、認知症の症状をとらえられず、正しい診断ができません。「生活面」での情報と課題を、家族の話などからきちんと把握するように努めた診療であることが大切なのです。

また、要介護度認定においても不都合が生じます。認定に必要な主治医意見書に、実態を正しく反映できなくなるからです。

主治医意見書には診断名や治療内容、心身の状態や生活機能に対する意見などが記入項目となっており、チェック式のほかに特記事項を記載する欄もあります。この自由記述スペースに患者の状態が詳しく書かれているほど、介護度を適正に出すための重要な情報となり得ます。

私は浴風会病院時代に、杉並区の依頼を受けて要介護認定の書類審査に携わっていたことがあります。つまり主治医意見書を見る立場だったのですが、その経験からいえることは、「この主治医意見書の特記事項に何も書かれていなかったり、不十分だったりすると介護度が低くなり、十分なサービスが受けられなくなる恐れがある」ということです。

例えばそこに、しょっちゅう失禁して困っている、とか、足元がおぼつかず常に支えが必要、などと書いてあれば、介護度も決めやすいですし、それに応じたサービスも検討されやすくなります。最低限、ADL（生活動作）はどのくらいできているか、BPSDは出ているのかの情報は欲しいところです。

現在の病院に移ってからも、「以前、他院で主治医意見書を書いてもらい介護認定を受けたところ、低く出てしまった。それから数年たって認知症も進み再認定をしてほしいので、今回はこちらに来ました」というケースが少なからずありました。良い医師にかかるということは、のちのちの介護サービスをきちんと受けられるということにもひびいてくるのです。

生活の様子を詳しく知る、という意味では「訪問診療をしてくれる医師」というのも認知症の医師選びの一つの条件になると思います。先述のように、受診を拒否している患者でも、顔見知りになると医療につながりやすくなるメリットもあります。

たとえ、アルツハイマー型認知症であると正しい診断ができたとしても、5分診療では家族に対しこれからのことも含め、十分な説明をする時間が足りません。

繰り返しになりますが、アルツハイマー型認知症は数年～10年と非常に長い経過をたどる病気です。家族にはその間、辛抱強く病気と向き合っていくことが求められます。同時に、どのように進行するのかや、重症度に応じたケアの仕方、心構え、また家族の心のケアも含め、主治医にはサポートの一翼を担うことが求められるのです。

先述のとおり、アルツハイマー型認知症は投薬だけではなく、家族の対処の仕方でBPSDを代表とする症状の出方が大きく左右されることは分かっています。

であるにもかかわらず、医師である自分は薬を処方すればいい、としか思っていないと、症状が強く出て家族に負担が大きくのしかかる恐れもあります。それは医師としてあまりに無責任ではないでしょうか。

精神科に抵抗をもたずに受診を

国の施策で、認知症や精神科専門医以外の医師も認知症が診られる体制になってはいますが、このように誤診や不十分な診断が多い現状を鑑みると、老年精神医学に長年携わってきた私としては、認知症かもと不安になったらまず精神科の受診が望ましいと考えます。それは、認知症と間違えやすい精神疾患がいくつもあるからです。もちろん、精神科以外の診療科にも、認知症を熱心に診てくれる先生方はいるので、ほかを否定するつもりはないのですが、むしろ受診する一般の方の意識として、どうも精神科へ行くのは抵抗が……といって、あえて精神科以外を選ぶ傾向があることを懸念しています。

まだまだ、精神科は何だか怖いところ、とか、あまり人に言いたくない、といったネガティブな印象をもたれやすいように思っています。しかし高齢になると精神疾患にかかりやすいことからも、何かしら気分の変調があり困ったときに、抵抗感なく精神科にかかることは、認知症になる、ならないは別にしても、老年期の心の健康をサポートする助けになると思います。認知症が気掛かりになったときにも、ほかの病気との鑑別も他診療科よりはしやすいはずです。

脳の解剖経験が教えてくれたこと

さらにいうならば、脳の病理解剖の経験があると、より診断の精度が高まると私は考えます。脳の萎縮の度合いなど、形態学的なものだけなら画像検査でもある程度は分かるかもしれませんが、病理解剖ではそれだけでなく組織レベル、つまり顕微鏡の中でどう見えるかまで確認することができます。

　私がかつて勤務していた病院には、同一敷地内に常時１８００人もの高齢者が入院・入所しており、亡くなったあとその半数以上を、生前の本人や家族の承諾を得て病理解剖させてもらいました。国内でもこれだけ病理解剖がある病院は非常に珍しく、それゆえ非常に貴重な経験となりました。

　解剖により直接死因を特定することはもちろん、合併していた身体疾患の状況を把握したり、ブレイン・カッティングと呼ばれる脳の肉眼的解剖を、生前に撮影された頭部画像と比較しながら行ったり、顕微鏡下での神経病理学（神経組織を顕微鏡で観察し病気の原因や発生機序などを研究する学問）的所見による認知症の原因追求と確定診断も日常的に行われていました。

　患者やご家族から病理解剖の許しをもらうには、信頼関係がつくられていなければなりません。入院中に頻繁に足を運び、十分にお話を聞きコミュニケーションをとって、誠心誠意診療し、そのうえで今後の医療の発展のために、とお願いをするのです。それでも本人や家族の意思が当然尊重されますから、許してもらえないこともあります。上司からは「ベッドサイドでどんなコミュニケーションをとっていたのか」と叱責されたものでした。

そんなやりとりもありつつ、年間１５０例ほどの病理解剖を行いました。生前の症状（臨床像）と実際の脳の解剖学的所見を結びつけることにより、新たな発見も数多くありました。そのなかの一つ、レム睡眠行動障害（大声で寝言を言ったり、手足をばたつかせたりするなど）については、病院の剖検例をレトロスペクティブ（後方視的）に調査をし、論文としてまとめ、その症状の重要性を強調しました。その後、新たな国際的な診断ガイドラインにレビー小体型認知症の中核症状の一つとして、追加されることとなりました。

その他、数多くの貴重な経験が今の私をつくったといっても過言ではありません。私は今も患者を診る際、病理の観点からこの方の脳組織や細胞はどのような状態か、顕微鏡でどう見えるかが頭に浮かぶほどです。

もっとも確定診断に近い所見が得られるのが脳の病理解剖です。全国でも人数は決して多くはありませんが、経験ある医師であれば信頼度が高いといえると思います。

地域包括支援センター、ケアマネジャーの生の情報は信頼性が高い

認知症は診断が非常に難しい病態であることや、認知症疑いのある人を一人でも多く医療につなげることに重きをおいた体制づくりが進められてきたものの、診断力の底上げは手薄といわざるを得ない現状から、受診する側が厳しい目をもって医師を選べるかどうかが、その後の人生を大きく左右するといえます。

それでは、どうしたら診断力の高い医師にめぐりあえるのか、そこが皆さんのもっとも関心のある部分かと思います。

近年はインターネットが情報検索の手軽なツールになっていますが、私の考えとしては、ホームページを見ただけではその医療機関の診断力を判断する十分な情報は得られません。症例数や、専門医かどうかくらいは分かるかもしれませんが、時間をかけてじっくり話を聞いてくれるのか、といった診療の姿勢まではホームページだけで判断することは難しいと思います。

見た目がきれいなホームページなら、医師の腕が良いというものでもありません。

認知症の診断や診療にいちばん大事な要素である「生活の様子を聞いてくれる」「家族の困りごと、悩みを聞き、寄り添ってくれる」「患者の〝今〟だけでなく、これまでの経緯も踏まえて診断してくれる」これらのどれも、インターネットで情報を得るのはまず困難です。

それでは、これらの要素を含む情報をたくさん、かつ信頼できるレベルでもっているのはどこか……と考えると、結局は地域で高齢者の医療や介護、福祉に携わっている現場がいちばんではないかと考えます。

その一つは「地域包括支援センター」です。

地域包括支援センターは自治体やエリア単位で設置され、高齢者の生活を支援する総合窓口です。認知症初期集中支援チームの拠点にもなっており、地域の医療機関にも詳しいので、問い合わせをすればチームに関わりのある医師や評判の良い医療機関を教えてもらえます。高齢者と同居していても、健康であればつながりをもつ機会のなかなかない機関ですが、一般の人でももちろん相談、問い合わせできますので、利用する価値はあると思います。

そして、「ケアマネジャー」です。

すでに要介護度認定を受けていて、担当ケアマネジャーがいれば、その人に聞いてみると有益な情報が得られると思います。ケアマネジャーは地区ごとに定期的にケアマネ同士の情報交換の機会を設けており、そのなかで、認知症を診る医療機関についても話し合われることが多いのです。

いずれも、ネットで探すだけでは見えてこない、実際に医療機関と関わりのある人の生の意見を聞くことができ、情報の信頼性も高いと思います。

結局「この先生にかかって良かった」といった評判は口コミで広がりやすいものです。一般の人は「優しい先生だった」などの人柄に偏った口コミになりがちですが、地域の医療、介護、福祉に携わっている人は、各々の専門家として診療や人物像を評価していますので、口コミよりも、医師選びに役立つ実用的な内容が多いといえます。

［第5章］

正しい診断と治療が認知症を劇的に改善させる

早期発見、早期治療のために

超高齢化の傾向は当面続き、認知症有病者も今後しばらくは右肩上がりと予測されています。

なかでも、統計にあらわれてこない潜在的な認知症有病者の増加は、深刻な社会問題になることが考えられます。早期に気づかず、あるいは気づいていてもなかなか受診に至らなかったために、効果的な治療や十分なケアが行われないまま進行すると、介護者への身体的、精神的負担が大きくなるだけでなく、国全体の医療・介護費の圧迫に直結するからです。

早期発見、早期治療は国の認知症対策にとってもますます、重要になっていくといえます。

メディアでも昨今、啓発されていますが、現実には、相当症状が進んでいても、本人はおろか家族も認知症と認めたがらず、「年のせいだから」と受診せずに抱え込んでいるケースが非常に多いことも見過ごせません。

認知症は少しずつ進行し、時間の経過に伴いさまざまな症状があらわれます。そのため、家族などの周囲の人にとっては、どこまでが単なるもの忘れで、どこからが医療を必要とする認知症なのか、その判断が非常に難しいのです。

そして、本人の言動が認知症によりおかしくなっていても、何かしらの形で毎日のようにそれがあらわれていると、家族もだんだんその状況に慣れてしまい、「これはおかしい、医者に診せなければ」と思い至りにくくなるものです。

まずはかかりつけ医に相談を、と思っても本人がなかなか行きたがらない、ということもままあります。

このような状況を好転させるために、国の施策の一つとして設置されているのが認知症初期集中支援チームです。

名前が示すとおり、認知症の初期の段階で速やかに対応することを目的とした多職種チームで、医療や介護、行政等の専門家により構成されています。

同チームの役割は、認知症が疑われるものの医療にも介護にもつながっていない、あるいは過去に治療や介護を受けていたが現在は中断している人や、そのご家族を訪問し、認知機能や身体状況、生活の自立度、同居家族がいる場合は家族の介護負担などについて情報収集したうえで、どのような援助が必要か客観的に判断し（アセスメント）、医療サービスや介護サービスへとつなげることです。

これにより、認知症になっても住み慣れた地域で安心した生活が続けられるようにすることをねらいとしています。「家族が認知症かもしれない」、「病院に行きたがらない」などの悩みは、窓口となる地域包括支援センターに相談することが、解決への足掛かりとなります。

〈認知症初期集中支援チームの役割〉

・認知症かどうかの評価
・適切な医療機関の受診を促し、継続的な医療支援につなげる
・適切な介護サービスを案内
・生活環境の改善やケアについてのアドバイス
・介護者との情報共有

・介護者の負担軽減や健康保持についてのサポート
・啓発活動　など

認知症初期集中支援チームの設置は、２０１８年4月から全国の市区町村に義務付けられています。しかし実は、当院のある埼玉県比企郡滑川町ではさかのぼること6年、２０１２年から町独自のサービスとして、健康を損ねている疑いがありながら、一人暮らしなどで受診に至っていない高齢者を、必要な医療や介護へつなげる取り組みを続けています。私は立ち上げ時から参画しており、今までに２００世帯を超える認知症疑いの方や家族のサポートにあたってきました。

私が滑川町より依頼を受けて、この事業に取り組むにあたり、こだわりをもっていたのが、「居宅訪問」です。20年以上前に、東京都品川区との連携で行っていた居宅訪問を、ぜひこの滑川町でもやるべきだと意見し、保健師や自治体の方と一緒に足を運んでいます。

国の認知症初期集中支援チームのマニュアルには、医師の訪問は特に義務付けられてはおらず、基本的には保健師が居宅訪問をして、そこで得た情報をチーム内の認知症サポート医と共有、協議のうえ、その後の対応を決めるということになっています。実際、サポート医が帯同するケースは、私の知る限りではほかにはほとんどないと思われます。

現在、当院では滑川町以外にも5つの町の認知症初期集中支援チームに参画していますが、少なくとも埼玉県内では、私が参画している以外の地域では医師の訪問はほとんど行われていないようです。

「必須とされていないのに、なぜ？」と思われるかもしれませんが、あえて私が足を運ぶいちばんの理由は、そうするほうが圧倒的に、医療につながりやすいからです。これは私が20年間続けてきた、品川区での居宅訪問の実績から得た確信です。

どんなに頑張って初期支援を行っても、受診が必要と判断された人が実際に医療機関へ足を運ばなければ、チームの成果とはいえません。それではどうしたら高い確率で受診してもらえるのか、と考えたときに、やはり「医師が直接出向く」のがいちばんであるということを、自分は品川時代の経験から身をもって分かっていたのです。

顔見知りになれば、それまでは渋っていた人も病院へ来てくれるものです。家族が再三にわたり「病院へ行きましょう」と説得して首を縦にふらなかった人でも、私が出向いてしばらくお話ししたのち「せっかくお知り合いになったのですから、一度、健康診断にでも来てください。私が診ますから」と切り出すと、すんなりと応じてくれたケースは数えきれないほどあります。

家族が本人に受診をすすめるときには、おうおうにして、「もの忘れがひどくなったから病院へ行きましょう」とか、「言っていることがおかしいから診てもらいましょう」などネガティブな言い方になりがちです。家族にしてみれば本当に起こっていることであり正直な気持ちからだとは思いますが、それで本人が自尊心を傷つけられ、意固地になって受診を拒む、ということはよくあります。

しかし医師なら第三者ですし、医師が言うならと聞く耳をもってもらいやすいという面はあるのだと思います。「病院で待っていますよ」と目を見て語りかければ、「じゃあ……」と顔がほころびます。そこで私はすかさず手帳を広げ、「○日の×時頃はいかがですか？」と受診日時を決めて、予約を入れるのです。

現在関わっている滑川町やほかのエリアにおいて、私が居宅訪問して、それでもなお受診をしなかったというケースはほんの一握りであり、９割以上は受診してくれています。

これにより「治り得る認知症」が見つかったケースもあります。このまま認知症が進行して介護がたいへんになるのでは……と不安に思っていた家族にとっては、治療で認知機能が回復するのですから、朗報以外のなにものでもありません。

なお、ここまで家族の要請があって訪問するパターンを中心に説明してきましたが、認知症初期集中支援チームには、民生委員など家族以外の方からの相談が入ることもあります。家庭により温度差があるのも事実で、ちょっとした異変ですぐ病院に連れてくる家族もいれば、病院へ連れていきたいが本人がうんと言わず困っている家族もいます。そうかと思えばかなり奇妙な言動が目立ってきても「本人も病院に行きたくないって言っていますし、無理に連れていかなくても……」とあまり危機感を抱いていないのか、あきらめているのか、受診をしようとしない家庭もあります。

この場合は、例えば本人が外をうろうろしていて様子がおかしい、といったような情報が第三者から入り、家族に連絡をとって「こういう連絡が入っていますし、何かの病気かもしれないので一度訪問させてください」とこちらから居宅訪問を申し出ることになります。そうすると、病院へ連れていくことには前向きでない家族も「先生が来てくださるのなら……」と、応じてくれるものです。医師が直接行く、ということは、こうした家族にも、医療機関への受診につなげるという意味で効果的と考えます。

医師が居宅訪問すれば、受診前の段階での見立ても可能です。確定診断をするには病院で正式な診察や、各種検査を経る必要がありますが、本人と話したり生活の様子を見たりするだけでも、ある程度、これはうつ病であってアルツハイマー型認知症ではない可能性が高い、とか、体の病気のせいで認知症症状が出ているかもしれない、といった見立ては可能です。話し方や態度にくせはあっても認知機能に問題がない、とか、認知症ではないがほかの精神疾患の可能性がある、といったことが、その人の言動や生活の様子から分かってくるのです。

このように、医師が直接出向くことで、得られるものははかりしれません。認知症初期集中支援チームにとっても、認知症が疑われる人やその家族にとっても、医師自身にとっても、メリットが多いと断言できます。

心のサポートの大切さ

当院は精神疾患の総合病院として、認知症に対しても初期治療のみならず中期以降の入院受け入れ、またデイケアも行っています。また同一法人内に介護老人保健施設（老健）や居宅介護支援事業所、訪問介護ステーションなどもあり、病態や自立度に応じ介護との連携も行っています。

アルツハイマー型認知症では発症から数年経過し中期になると、徘徊や不眠・不穏、妄想や幻覚、暴言や暴力といったBPSDと呼ばれる認知症に伴う行動・心理症状が出てくることがあります。こうした症状への対応で介護者の負担が増大する時期でもあります。

暴言や暴力行為は介護者に向けられ、また、徘徊で外に出るようになると、それまで家の中だけだった行動障害が屋外まで広がるため、介護者にとってはケアを要する場が広くなります。さらに、不眠・不穏が出ると、行動障害は昼夜に及ぶため、ケアを要する時間も長くなります。

そのため、初期のうちには医療機関を受診していなくても、中期になると介護者が困って、初めて受診する、ということも少なくありません。また、ケアも初期のうちは主として自宅だったのが、介護負担が増えるためにやむなく病院や老人保健施設などへ入院、入所させる、といったケースが増えてきます。

もちろんこうした事情では、家族も安易に施設へというつもりがないのは明白ですが、国の認知症施策では、できるだけ住み慣れた地域で生活を続けられることを目的の一つに掲げておりますので、それならば可能な限り介護負担が大きくのしかかりがちなＢＰＳＤを軽くし、本人も家族も自宅で穏やかでいられることのほうがずっと望ましいわけです。

一方、病院や施設でも、認知症患者の増加にしたがい、ＢＰＳＤの対応に苦慮するようになり、対応力向上が課題となっています。

いかに、ＢＰＳＤにうまく対処し激しい言動を起こさないようにするかは、認知症介護に携わる人にとっていちばんの関心事であり悩みどころであるといっても過言ではありません。

問題解決のカギとなるのは、薬物療法などではなく、介護する側の「関わり方」であるというのが私の考えです。関わり方次第で、症状が強くなったり、改善したりしやすいことは国内外ですでに多くの報告があがっています。実際に当院でも、関わり方を変えることで認知症患者の表情や言動が明らかに変わり、ＢＰＳＤが改善された手ごたえを得ています。

その効果的な関わり方の一つに「カンフォータブル・ケア」というものがあります。北海道札幌市にある旭山病院の看護師長・南 敦司先生が提唱した、心地よさをかなえるための認知症ケアの手法で、認知症患者のＢＰＳＤを軽くする効果もあるということで、全国にその考え方が広まりつつあります。

カンフォータブル・ケアでは、患者にとって快い刺激を与え、安心感を得てもらうことで安定感を図ります。快い刺激とは、笑顔を向ける、目線を合わせる、優しく触れる、といったことで、特別な施術法などではなく、日常的に誰でも行えることです。したがって、医療や介護従事者だけでなく、家族にも実践可能です。

当院でこのケアを取り入れたのは２０１８年からです。当時、この考え方は広まり始めたばかりで、私も偶然南先生とご一緒した講演会で知ったのですが、とても良い考え方だと思い、先生に埼玉県までお越しいただき講演もしてもらいました。以来、看護師のミーティングの場で毎朝、カンフォータブル・ケアの基本10か条（別掲）を唱和し業務にあたっていますが、スタッフの対応も変わってきましたし、統計をとっているわけではないものの、対応に困るようなＢＰＳＤのケースは目に見えて少なくなってきています。

カンフォータブル・ケアの10か条

①いつも笑顔
②いつも敬語
③目線を合わせる
④優しく触れる
⑤褒める
⑥謝る態度を見せる
⑦不快なことは素早く終わらせる
⑧演じる要素をもつ
⑨気持ちに余裕をもつ

⑩相手に関心を向ける

これらの10項目を基本技術とし、心地良いと感じる刺激（快刺激）を提供することで、認知症のＢＰＳＤ（暴言、暴力、興奮、抑うつ、昼夜逆転、幻覚、妄想、徘徊など）を抑えます。

ＢＰＳＤが出現すると、周囲からはとかく「手に負えない」「話が通じない」と思われ、ケアにも消極的になりがちです。とにかくトラブルが起こらないようにしさえすれば、と本人の意志を無視して、行動範囲を狭めたり、禁止事項を増やしたりしてしまうものです。

確かに、ＢＰＳＤのある認知症の人のケアは負担が大きいものであり、そうしたい気持ちも分かります。しかし、それが本人のストレスとなって余計に症状がひどくなったり、周囲も対応に追われ常にぴりぴりとしていなければならず疲弊したりして、結局は誰も救われません。

まして、人をもののようにみなしたり、効率重視でルーチンをこなしたりするような認知症ケアでは、症状は決して良くなりません。

こうして文字にすると、そんなこと当たり前ではないか、と思う人も多いと思います。しかし実際の認知症介護の場では、予測もつかない患者の行動や暴力、暴言などでスタッフが心身ともに負担を強いられることが日常的に起こっており、感情的、支配的になってしまいやすい環境にあるといえます。

例えば、もの忘れに対して「こんなことも覚えていないの？」とか、できないことに対して「どうしてできないの？」などと見下す態度をとったり、暴れたり騒いだりする人を無視したり、というようなことはＢＰＳＤのある認知症患者がいる家族なら多かれ少なかれ思い当たることがあるかもしれません。

こうした対応や、外へ出ていってしまわないよう部屋に閉じ込めるなどで自由を奪うようなことが日常的に行われていると、認知症の患者には怒りが蓄積し、余計にＢＰＳＤがひどくなってしまいます。

本人の思いや感情をおきざりにして、介護する側の都合優先でケアをしようとしてもうまくいきません。認知症ケアは本人の気持ちにできる限り寄り添うものであることがいちばんであり、当院としても心のサポートができるより良い方法を、今後も模索していきたいと考えています。

薬に頼り過ぎず、自由や自立を重んじた治療を

私は病院に移ってから2年に一度のペースで、海外の高齢者医療・ケア施設へ行き、認知症医療の実状を視察してきました。認知症の高齢者が施設でどのように過ごしているか、最期の時をどのように迎えているのか、施設づくりの方向性と目指しているケアのあり方など、多くの事例を見てきました。

これまでに訪れた国は、フランス、オランダ、ノルウェー、フィンランド、スウェーデンなどで、世界でも認知症ケアが進んでいると定評のある都市を中心に、10カ所以上にのぼります。

そのなかで感じたことは、欧州では「認知症であっても、患者自身の自由と尊厳を認める基本精神が根づいている」、ということです。その精神は、いわゆる最期の看取りまで徹底しているのです。

例えばオランダです。アムステルダムの南東、ヴィースプ市にあり、世界的に知られて

いる「認知症の人だけが住む街」ホグウェイを訪れたときの感動は今でも忘れられません。

正確にいえば、街のようなつくりの高齢者ケア施設なのですが、スーパーやカフェ、映画館といった商業施設が並んでいる様子はどこから見ても普通の「街」です。入所者は、その街の中であれば自由に外出でき、買い物をしたり寛いだりすることができます。

またホグウェイでは入所者の趣味や価値観、これまでのライフストーリーなどに基づき、似たバックグラウンドの人が近所になるよう配慮しており、サークルなども充実しています。認知症であっても趣味などを通して人との交流が活発にでき、やりがいや生きがいを感じられるよう工夫されています。

10年ほどの歴史をもつホグウェイは、認知症患者の自由や自立を重んじ最期まで普通に暮らし、自分らしく生きることをサポートする、これからのあるべき認知症ケアの先駆的存在と世界で注目されています。「現実的に、認知症の人が発症前と同じように生活するのは難しい、それならいっそ、施設の中に『街』を再現しよう」という発想は、世界にインパクトを与え、欧米で追随する国も増えてきています。

日本ではまだまだ、病院や、施設然とした建物の中で、決まった時間以外は部屋から出られず、大半はベッドの上で過ごすというのが認知症ケアの標準的なスタイルです。万一の事故や入所者同士のトラブルがあったらたいへん、と常に目の届く範囲に入所者がいるようにし、1日の過ごし方を施設が決め、管理をするのが当たり前になっているように思います。入所者は「お世話をする人」「保護する人」という考え方で、スタッフとの関係性がつくられたり、施設の運営がなされたりしているともいえます。欧米と比べ薬物療法偏重で管理主義的な傾向が強く、ホグウェイからは学ぶべきものが多いと痛感しています。

また、海外ではコリンエステラーゼ阻害薬の副作用による患者への不利益が問題視され、できるだけ使わないようにという流れになってきています。

と同時に、薬物そのものに頼らない非薬物療法に目が向けられています。薬を使わずに、脳を活性化して、残っている認知機能や生活能力を維持するという考え方です。

世界ではすでに、非薬物療法が主体となっており、薬物療法は補助的なものへとシフトしつつあるのです。

非薬物療法にも音楽療法、回想法、園芸療法などさまざまなものがありますが、一つのアプローチとして「生活のなかで本人の出番をつくる」ことがあり、自立を促すのに効果的といえます。家庭内や地域で本人の役割をつくると言い換えてもいいと思います。

認知症が進行して、日常生活でうまくできないことや失敗が多くなると、家族は「それはやらなくていいよ」「じっとしていて」などと言って、本人の家庭内での役割や出番を徐々に減らしていきたがります。しかし、本人にとっては、何もすることがなくなればただ呆然としているしかなく、認知機能の低下を進めてしまうことになります。

また、「何もしないでもよい」状況は精神的にもつらいものです。感情のやり場を失った挙句、突然爆発するなどで、ＢＰＳＤが強く出てしまう恐れもあります。

先述のオランダのような「認知症の人だけが住む街」には及ばずとも、生活のなかで本人の出番をつくることはできるはずです。一人で行動させることは難しくても、一緒に買い物にいく、部屋の片付けをする、洗濯物をたたむ、など、日常生活のなかで本人に役割や出番を確保することは可能だと思います。こうすることにより、自分の存在感を再確認するチャンスになり、自発性を引き出すことにつながると考えられます。

日本もこれからは、認知症患者に対し一方的に世話をしなければならない存在として扱うのではなく、一人の人間として自由意志を尊重し、自立した生活のサポートへまわるケアへとシフトすべきと考えます。多くの患者が薬づけから脱却でき、最後までその人らしい生き方をまっとうできるようになれば、若い世代にも「認知症になったら人生終わり」ではない前向きなロールモデルを示すことができると思うのです。

希望のバトンが世代間で受け継がれることにより、日本の未来はより明るいものになると信じています。

おわりに

かつての日本は大家族制で、高齢者は家族の誰かしらが面倒をみるなり、介護が必要でなくとも家にいれば誰かが話し相手になるような、孤立をさせない環境がおのずとできていました。

しかし今は、核家族化どころか単身世帯が増え、いわゆる独居老人の健康問題が社会的な広がりを見せています。また、同居家族がいても、日中は働きに出ていたり、あるいは老老、認認と呼ばれるどちらもサポートを必要とする状況で、助けを求める声を挙げにくいことが問題となっています。

そこに加え、新型コロナウイルスの世界的流行により、認知症に限りませんが〝受診控え〟が顕著となっていることも、認知症の早期発見、診断にとっては逆風といえます。感染症の流行がおさまったのちに、認知症の受診者は増えるかもしれませんが、そのときに受け皿となる医療機関の診断スキルが低いレベルに甘んじていると、受診者増がそのまま誤診増につながりかねないことを危惧しています。

　私が老年精神医学を専門とするようになったのは、今から24年前、まだ、認知症が痴呆症と呼ばれ、アルツハイマー型認知症の進行抑制薬としてわが国で最初に認可を受けたドネペジル（製品名：アリセプト®）も上市されておらず、介護保険制度もスタートしていない時代のことでした。当時勤務していた大学病院から、本稿でも触れた、私が以前勤めていた病院（当時の院長は東大沖中内科出身の大友英一先生）に出向を命じられたことがきっかけでした。

　１９２３年の関東大震災で自活が困難になった高齢者の救護を目的に設立された、国内で長い歴史を持つその病院は、社会福祉法人のなかの一事業所であり、当時、２つの軽費老人ホームと３つの特別養護老人ホーム、さらに、認知症対応型グループホームが広大な敷地内にあり、常時千数百人の高齢者が入院・入所生活を送っていました。その後に、認知症介護研究・研修東京センターが併設され、初代センター長として、長谷川式簡易知能評価スケールの開発者である長谷川和夫先生が着任しました。

老年精神医学に携わる者にとってこの上ない環境に身をおかせてもらい、本稿でも触れた脳の病理解剖をはじめ、多くの貴重な経験をさせてもらいました。そのことがまさに私の骨となり肉となり、認知症医療に対する需要の高まりも背景に、今なお活動の場を広げられていることをたいへんありがたく思っています。

その病院に勤務していた時代と今とでは、認知症に対する世間のとらえ方一つとっても隔世の感があります。数々の問題があるとはいえ国の認知症施策も次々と打ち立てられています。メディアでも認知症についての多くの情報が流されるようになりました。

しかし、そうした動きを通して、果たして世間的に、認知症やそれを含む老年精神医学についての理解は本当に深まっているのか、疑問な点も正直多々ありました。

とりわけ、私が日常の臨床を行ううえで矛盾や時に憤りを感じていたのが、本書のメインテーマである「正しい診断とは何か」です。

診断が難しい精神科領域の疾患に対し、いかに診断、診療の精度を高めるかは喫緊の課題といえます。サポート医制度などの診療体制だけ整えても中身が伴わなければ根本的な解決にはなりません。

残念ですが現時点では、一般の方に自衛をしてもらう、つまり良い医師を選ぶ目を厳しくしてもらわないと、自分が損をしますし、その損は時に取り返しがつかないほど大きくなってしまいます。それほど認知症診断は疑ってかからないといけない状況になっていることを、同じ認知症診療に長く携わる立場としては非常に歯がゆく思っている次第です。

認知症診療やケア全体に目を向ければ、世界、また日本でも志の高い取り組みが散見されていますし、自立を重んじた方向性になっていくことは世の中の流れとして間違いないと思います。このように、良くなっている部分もあるのですから、ぜひ認知症診療の「入り口」である診断にも、多くの人に問題意識をもってもらいたいという思いで本書をあらわすに至りました。

今は新薬の開発や承認ばかりにスポットライトが当たりがちな認知症ですが、薬を使うのは人間です。誰が使っても、また誰に使っても、同一の効果が出るわけではありません。診断力がなければ害にしかならない恐れもあることは本稿で述べたとおりです。

ともすれば、すべて認知症と一言で済まされてしまう風潮のある老年期の精神疾患を、でき得る限り正確に診断すること、そして適切な治療を行い、本人にとっても家族にとっても、穏やかで安心、安全な生活を送っていただけるようアドバイスをし、寄り添って支えることが、私に与えられた重要な使命であると認識しています。

この本が、正しい診断とは何か、正しい診断のためには何が必要なのかを、一般の方だけでなく医療や介護従事者の方にも考えてもらうきっかけになれば著者として幸甚このうえありません。

最後までお読みくださり、ありがとうございました。

磯野 浩（いその ひろし）
医療法人昭友会 埼玉森林病院 院長。
昭和大学医学部を卒業し、精神医学教室入局。昭和大学病院等に勤務。20数年ほど前から老年精神医学を専門にし、浴風会病院勤務時は認知症の脳の病理解剖診断も多数経験した。並行して品川区大井保健相談所での老人精神保健相談も務め、訪問診療も積極的に行い、臨床の経験も重ねる。２００７年４月〜埼玉森林病院副院長。２００９年４月〜埼玉森林病院院長に。現在に至る。
２００４年 日本老年精神医学会 学会奨励賞。「レビー小体型痴呆の臨床的特徴と診断基準の有用性について」

本書についての
ご意見・ご感想はコチラ

認知症診断の不都合な真実

二〇二一年九月三〇日 第一刷発行

著 者 磯野 浩
発行人 久保田貴幸
発行元 株式会社 幻冬舎メディアコンサルティング
〒一五一-〇〇五一 東京都渋谷区千駄ヶ谷四-九-七
電話 〇三-五四一一-六四四〇（編集）
発売元 株式会社 幻冬舎
〒一五一-〇〇五一 東京都渋谷区千駄ヶ谷四-九-七
電話 〇三-五四一一-六二二二（営業）
印刷・製本 シナノ書籍印刷株式会社
装 丁 弓田和則

検印廃止

Printed in Japan ISBN 978-4-344-93666-9 C0047
幻冬舎メディアコンサルティングＨＰ http://www.gentosha-mc.com/